그림으로 쉽게 설명한

치매가 진행되지 않는 대화법

요시다 가츠아키 지음
전지혜 번역

아티오
ArtStudio

머리말

간병인(당신)과 치매 환자의 웃음이
늘어날 수 있도록 '대화 방식'을 바꿔보자!

…… 어느 날, 다른 시설에 있던 환자 'A 씨'가 제가 근무하는 병원으로 입원하게 되었습니다. A 씨는 치매가 어느 정도 진행되어 절도 피해망상이 심해져 있었고, 소리를 지르며 흥분 상태가 지속되는 일이 많아져 저희 전문 병원에 입원하게 되었던 것이었습니다.

입원 일주일 후, 간호사와 임상심리사 등이 모여 회의를 진행했습니다. 그때 A 씨가 입원하게 된 경위를 이야기하자 한 직원이 놀란 듯한 목소리로 '네? 환자를 착각하신 거 같은데요? 그런 난처한 행동은 전혀 하지 않으세요. 정말 기품 있는 분이세요!' 라고 대답했습니다. 일주일간 베테랑 직원이 대화 방식을 연구하여 의사소통을 취하는 방법만 바꿨을 뿐인데 마치 다른 사람이 된 듯 치매가 극적으로 개선되어 있었습니다. 의사인 제가 투약이나 치료를 진행하기도 전에 A 씨가 몰라보게 달라져 있었던 것이죠.

이것은 말 그대로 '일례'에 지나지 않습니다. 저는 치매 임상 현장에서 30여 년간 수많은 환자를 만나왔습니다. 그 결과, '주위의 대화 방식에 따라 치매 진행이 늦어지거나, 좋아지는 경우도 있다' 라는 결론을 얻을 수 있었습니다. 그리고 그러한 대화 방식에는 '비결'이 있고, 그 비결만 파악하면 의료 전문가뿐만 아니라 누구나 바로 실행에 옮길 수 있습니다.

호평을 받았던 저서 『치매 진행을 늦추는 대화의 기술』(아티오 발행)을 시각적으로 표현하여 업데이트한 것이 바로 이 책입니다. 치매 환자를 대하는 80가지 대화 방식 사례를 쉽게 이해할 수 있도록 간단히 설명하고, 또 반대로 '어떻게 대화해서는 안 되는지'도 함께 소개해 두었습니다. 왜냐하면 잘못된 대화 방식을 취하면 치매가 더 악화되어 간병이 힘들어질 수 있기 때문입니다.

간병인이 대화 방식을 바꾸면 치매 환자의 난처한 행동이 줄어 간병이 훨씬 편해집니다. 그에 일조할 수 있도록 이 책을 만들었습니다. 간병인과 치매 환자 모두 행복한 웃음이 늘어나기를 빕니다.

요시다 가츠야키

| 그림으로 쉽게 설명한! 치매가 진행되지 않는 대화법 |

머리말_ 간병인(당신)과 치매 환자의 웃음이 늘어날 수 있도록 '대화 방식'을 바꿔보자! • 2

제1장

> 난처한 행동이 줄고 간병이 편해진다!

30년간 이 일을 해온 임상의의 결론
'대화 방식'에 따라 치매 진행을 막을 수 있다! • 9

치매란 무엇인가? • 10
치매 환자의 머릿속과 마음속 • 12
진행을 막는 열쇠는 '대화 방식'에 있다 • 14
대화에서 중요한 것은 '정동+긍정' • 16
인지 능력을 향상시키는 '대화 방식 6가지' • 18

칼럼 01 오히려 악영향을 미칠지도 모른다! 절대 해서는 안 되는 대화 방식 • 22

제2장

> '이렇게 이야기하면 되는구나!'를 쉽게 알 수 있다!

자주 발생하는 상황과 곤란한 행동별
'인지 기능을 향상시키는 대화 방식'의 80가지 힌트 • 23

● 일상과 삶

인사할 때(아침, 점심, 저녁) • 24
치매 환자에게 대화를 시도하고 싶을 때 • 26
치매 환자에게 날짜, 요일을 확인할 때 • 28
옷을 입을 때 • 30
머리를 빗는 등 몸단장을 할 때 • 32
밥을 먹을 때 • 34
약을 먹을 때 • 36
취미나 특기를 즐길 때 • 38

목차

집안일을 도와줬을 때 • 40
장을 볼 때 • 42
외출할 때 • 44

버스나 전철 등 대중교통으로 이동할 때 • 46
오랜만에 친척끼리 모였을 때 • 48

● 대화

산책 중에 대화할 때 • 50
옛날 이야기를 꺼냈을 때 • 52
치매 환자에게 어떤 도움을 청하고 싶을 때 • 54
무슨 말을 하는지 알 수 없어 대화가 성립되지 않을 때 • 56
똑같은 질문을 몇 번씩 반복할 때 • 58
말을 멈추지 않고 끊임없이 이야기할 때 • 60
치매 환자의 부탁을 거절하고 싶을 때 • 62

● 식사

식사를 하려 하지 않을 때 • 64
식사는 끝났는데 '먹지 않았다' 라고 말할 때 • 66
식사 중, 사레가 들렸을 때 • 68

절반 정도밖에 먹지 않을 때 • 70
음식물이 아닌 것을 먹으려 할 때 • 72
다른 사람의 음식을 먹으려 할 때 • 74
식사 전에 손을 씻으려 하지 않을 때 • 76

● 대소변 실수

화장실에 가고 싶어 할 때 • 78
화장실에 가시 않거나 잘 사용하지 못할 때 • 80
배설 실수를 했을 때 • 82
대소변 실수로 더러워진 옷을 숨겼을 때 • 84
자신의 변을 벽이나 방바닥에 묻히려고 할 때 • 86

5

● 건강 관리

몸 상태가 안 좋을 때 • 88
특정 신체 부위가 아파 보일 때 • 90
잠을 푹 자지 못했을 때 • 92
울적해할 때 • 94
집에만 있으려고 할 때 • 96
담배나 술을 끊지 못하고 의존할 때 • 98
환각으로 두려움에 떨 때 • 100
명백하게 꾀병인데 몸 상태가 안 좋다고 호소할 때 • 102

● 돈과 쇼핑

'돈을 도둑맞았다'라고 말할 때 • 104
악덕 판매원 등에게 돈을 줬을 때 • 106
실수로 매매계약서에 서명했을 때 • 108
신용카드나 통장 등을 잃어버렸을 때 • 110
돈을 헛되게 쓸(낭비할) 때 • 112
물건을 훔치려 할 때 • 114
똑같은 물건을 사 왔을 때 • 116

● 곤혹스러움과 헤아림

쓰레기밖에 되지 않는 물건을 모을 때 • 118
성적인 언행을 할 때 • 120
배회할 때 • 122
싫어하거나 곤란해하는 행동을 일부러 할 때 • 124
'험담을 들었다!' 라고 생각할 때 • 126
지금도 여전히 '현직에 있다'고 생각할 때 • 128
더러운 옷을 계속 입고 있을 때 • 130
계절에 맞지 않는 옷을 입을 때 • 132
밤낮이 바뀌었을 때 • 134
같은 시간과 경로로 산책해야 성에 찰 때 • 136
집에 있는데 '집에 가고 싶다' 라고 말할 때 • 138

● 집착

어디에 가던 간병인에게 붙어 있으려 할 때 • 140
간병인에 들러붙어 떨어지려 하지 않을 때 • 142
용건도 없는데 몇 번이고 부를 때 • 144

● 감정 폭발

현실을 망각하고 '네가 잘못했어!' 라고 말할 때 • 146
어떤 일이든 불만을 토로할 때 • 148
때리거나 난폭하게 구는 등의 폭력적인 행동을 할 때 • 150
갑자기 반항적인 태도를 보일 때 • 152
갑자기 울면서 소리 지를 때 • 154
계속 초조해하며 돌아다닐 때 • 156

● 비난

가족의 험담을 퍼트릴 때 • 158
말을 걸면 '시끄러워!' 라며 소리를 지를 때 • 160
'당신한테 도움받고 싶지 않아!' 라고 말할 때 • 162
'불륜이다' 라며 배우자에게 온갖 의심을 품고 질책할 때 • 164
전화를 빈번히 걸어올 때 • 166
'물건이 없어졌다' 라고 말할 때 • 168

● **거부!**

약을 먹지 않거나 토해내려 할 때 • 170
성인용 기저귀를 거부할 때 • 172
목욕하기 싫어할 때 • 174
마스크를 쓰려 하지 않을 때 • 176
주간 보호 센터에 가기 싫어할 때 • 178
통원 치료를 받기 싫어할 때 • 180
차량 운전을 그만두려 하지 않을 때 • 182

칼럼 02   치매가 진행되는 사람과 진행되지 않는 사람의 차이 • 184

부록

혼자서 고민하지 마세요! 해결법은 반드시 있습니다

'간병이 100배는 쉬워지는' Q&A • 185

Q. 부정하지 말기, 화내지 않기, 너그럽게…… 알고는 있지만, 분노가 치민다! • 186
Q. 치매 초기라고 진단받았습니다. 앞으로 어떤 간병 생활이 될지 불안해요…… • 188
Q. 끝이 보이지 않는 간병에 완전히 지쳐버렸어요…… • 190

제1장

> 난처한 행동이 줄고 간병이 편해진다!

30년간 이 일을 해온 임상의의 결론

'대화 방식'에 따라 치매 진행을 막을 수 있다!

치매란 무엇인가?

'치매'란 뇌세포의 감소나 혈관 수축 등이 원인이 되어 인지 기능이 저하하여 일상생활에 지장을 주는 상태를 가리킵니다.

반면 치매로 오인할 수 있는 '건망증'은 나이가 들면서 생기는 기억력 저하를 말하는 것으로 노화 현상 중 하나일 뿐입니다. 따라서 건망증은 치료를 받을 필요는 없습니다.

치매에 걸리면 다음과 같이 일상생활에 지장을 주는 문제가 발생합니다.

- 시간이나 계절을 인식하지 못한다 ➜ 계절에 맞는 복장 선택을 못 한다, 날짜와 시간에 대한 감각이 없다.
- 장소를 인식하지 못한다 ➜ 외출 장소에서 귀가하지 못한다, 집 화장실을 찾지 못해 헤맨다.
- 사람을 인식하지 못한다 ➜ 손주를 자기 아이로 오인한다, 친구를 인식하지 못한다.

이러한 증상을 '지남력 상실'이라 부르며, 뇌가 손상되었을 때 발생합니다.

치매 환자에게서 흔히 볼 수 있는 증상으로는 그 밖에도 기억장애, 판단력 장애, 언어 기능 저하, 오감(시각, 청각, 촉각, 미각, 후각) 저하, 젓가락 사용 등 일상적인 동작이 불가능해지는 증상…… 등이 있습니다.

제1장 '대화 방식'에 따라 치매 진행을 막을 수 있다!

치매와 건망증의 차이점

치매	건망증

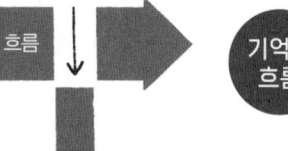
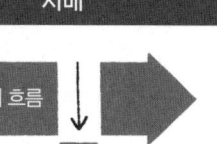
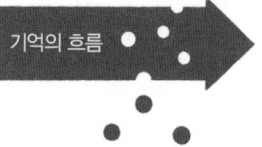

기억이 있는 부분이 완전히 결핍. 기억의 흐름이 이어지지 않는다

기억의 일부를 잊었지만, 기억의 흐름은 이어져 있다

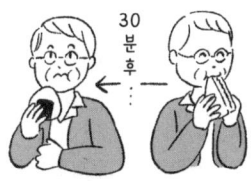
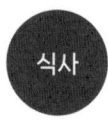
식사
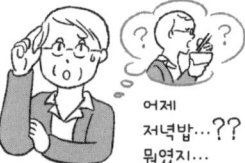

식사했다는 것 자체를 기억하지 못한다

식사했다는 것은 기억하지만, 메뉴를 기억하지 못한다

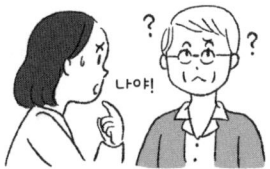
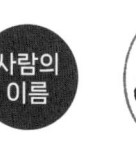
사람의 이름
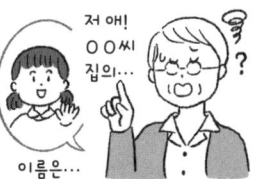

가족의 이름을 잊어버리고, 이름을 알려줘도 누구인지 인지하지 못한다

지인이나 연예인, 가끔 만나는 손주의 이름은 잊지만, 힌트를 주면 기억해 낸다

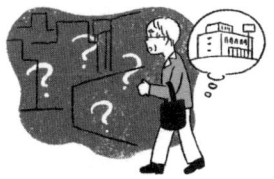
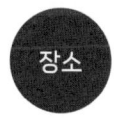
장소
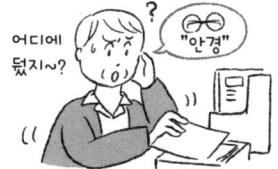

집 근처 슈퍼나 집 화장실 등 자주 가는 장소를 잊어버린다

지갑이나 안경을 둔 장소를 기억해 내지 못하지만, 기억해 내지 못한다는 자각은 있다

치매 환자의 머릿속과 마음속

치매라고 하면 '아무것도 인식하지 못한다'라고 생각하는 사람이 많습니다. 하지만 실제로는 그렇지 않습니다.

초기에는 자신의 상태를 자각하는 환자도 많고, 일상생활을 보내기 힘들어졌다는 사실을 깨닫고 자신을 '한심스러워' 하며 스스로 질책하거나 '앞으로 어떻게 될지'를 불안해하는 환자도 적지 않습니다.

그리고 치매가 발병하더라도 한 개인으로서의 존엄과 자존심은 당연히 사라지지 않습니다. 그래서 도와주는 가족에게 '폐를 끼쳐서 미안하다'라거나 '폐만 끼치지 않고 타인이나 사회에 도움을 주고 싶다'라고 생각하게 됩니다.

또, 우리와 마찬가지로 '혼나면 두려움과 슬픔'을 느끼고, '상냥하게 대해주면 기쁨'을 느낍니다. 인지 능력이 저하했다고 해서 희로애락의 감정까지 사라지지는 않습니다. 이처럼 치매 환자들도 사람의 존엄성을 유지하며 행복한 나날을 보내고 싶어 합니다.

제1장 '대화 방식'에 따라 치매 진행을 막을 수 있다!

치매 환자의 머릿속과 마음속은 어떨까?

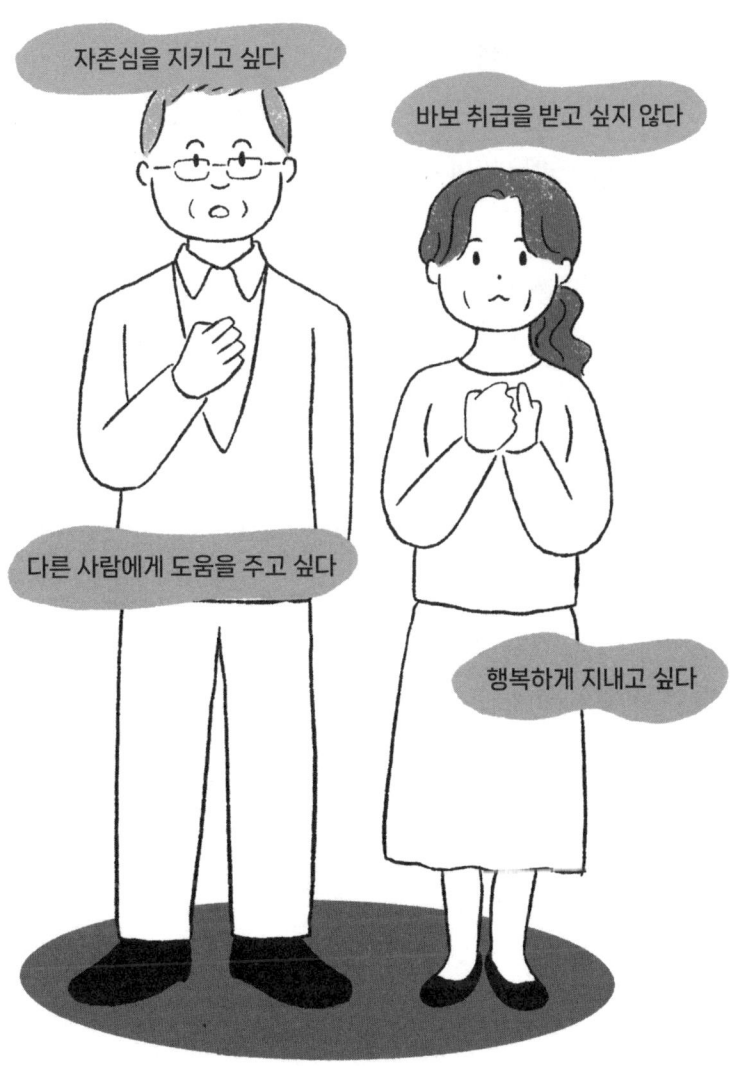

자존심을 지키고 싶다

바보 취급을 받고 싶지 않다

다른 사람에게 도움을 주고 싶다

행복하게 지내고 싶다

13

진행을 막는 열쇠는 '대화 방식'에 있다

가족들은 가까운 사람이 치매에 걸리면 증상의 진행을 억제하기 위해 이른 단계부터 대처해야 합니다. 즉시 누구나 실천할 수 있고 아주 효과적인 대처로 추천해 드리는 방법은 '간병인이 치매 환자를 대하는 대화 방식을 바꾸는 것'입니다.

치매는 뇌 기능 저하로 인해 발생합니다. 뇌에 좋은 자극을 주어 기능 저하를 방지하는 데 가장 적절한 방법은 '사람들과 교류하고 이야기하는 것'입니다. 그 효과는 다음 페이지에 정리해 둔 내용과 같습니다.

하지만 치매 환자 중에는 대화가 잘 이어 나갈 수 없는 환자도 많습니다. 따라서 간병인이 의식적으로 대화 방식을 바꿔서 이야기하는 것이 중요합니다.

또, 치매가 진행되면 말수가 적어지는 환자도 있는데 그 상태를 방치하면 사용하지 않는 언어 기능을 순식간에 잃을 수 있습니다.

현재의 인지 능력을 더 저하시키지 않으려면 간병인의 적극적인 개입(대화 시도)이 필요합니다.

> 제1장 '대화 방식'에 따라 치매 진행을 막을 수 있다!

대화의 장점

1. 뇌를 폭넓게 사용할 수 있다

언어라는 정보를 뇌 안에 전달하여 정보를 처리하고, 무엇을 이야기할지 생각해서 새로운 말을 내보내면 뇌를 폭넓게 사용할 수 있다. 이는 뇌에 큰 자극을 준다.

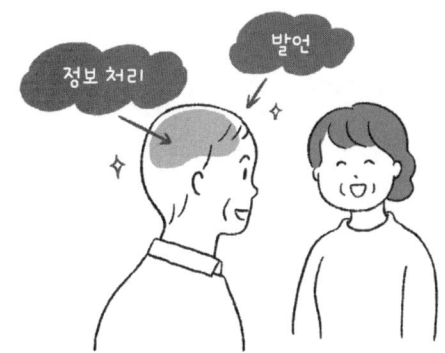

2. 행동으로 이어진다

대화가 계기가 되어 오랜만에 취미였던 뜨개질에 도전하는 등 '대화 내용이 행동으로 이어지기'도 한다. 새로운 행동이 치매 환자의 뇌를 더 자극한다!

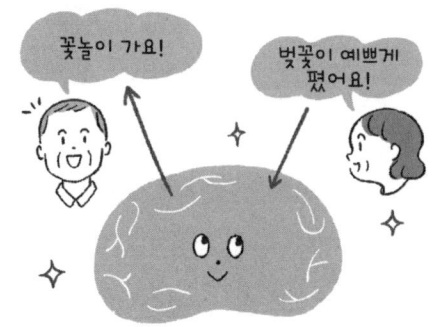

3. 마음이 진정된다

곤란한 상황에서 벗어날 수 있는 부드럽고 적절한 대화 시도는 마음을 진정시킨다. 불안이나 공포로 인해 난폭해지거나 이성을 잃는 등의 문제도 줄어든다.

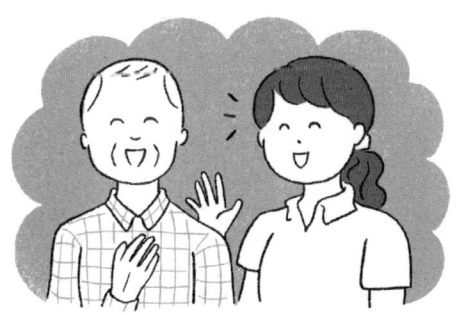

대화에서 중요한 것은 '정동+긍정'

인지 능력을 향상시키려면 대화 방식을 바꾸는 것이 중요합니다. 그렇지만 도대체 어떤 대화 방식을 취하면 좋을까요? 여기에서 중요한 키워드는 '정동'와 '긍정'입니다.

정동(情動)이란 분노, 기쁨, 슬픔 등의 격한 감정의 움직임을 말합니다.

기억장애 등이 있는 치매 환자에게도 정동은 확실히 존재합니다. 난처해할 때 '무슨 난처한 일 있으세요?', '제가 있으니까 괜찮아요.' 라며 부드러운 목소리로 말을 걸어 봅시다. '말을 걸어줘서 기뻤다……' 라는 등의 좋은 정동을 체험하면 난처한 행동이 줄어들면서 증상의 진행이 억제되는 모습은 의학적으로도 주목받고 있습니다. 따라서 **간병인이 치매 환자의 '좋은 정동을 동요시키는 대화 방식'**을 취하는 것이 중요합니다.

그리고 대화 중에 치매 환자를 긍정하는 일은 **'이야기를 하고 싶어지는 관계 형성'**에 빼놓을 수 없습니다. 누구나 자신을 긍정해 주는 사람과 이야기하고 싶은 법. 긍정을 의식하여 대화하면 치매 환자가 '더 이야기하고 싶어지는 환경'이 조성되어 대화나 관계 형성의 기회가 늘어납니다. 그러면서 인식 기능에 대처하는 기회도 늘어납니다.

제1장 '대화 방식'에 따라 치매 진행을 막을 수 있다!

'정동+긍정'의 대화가 효과적!

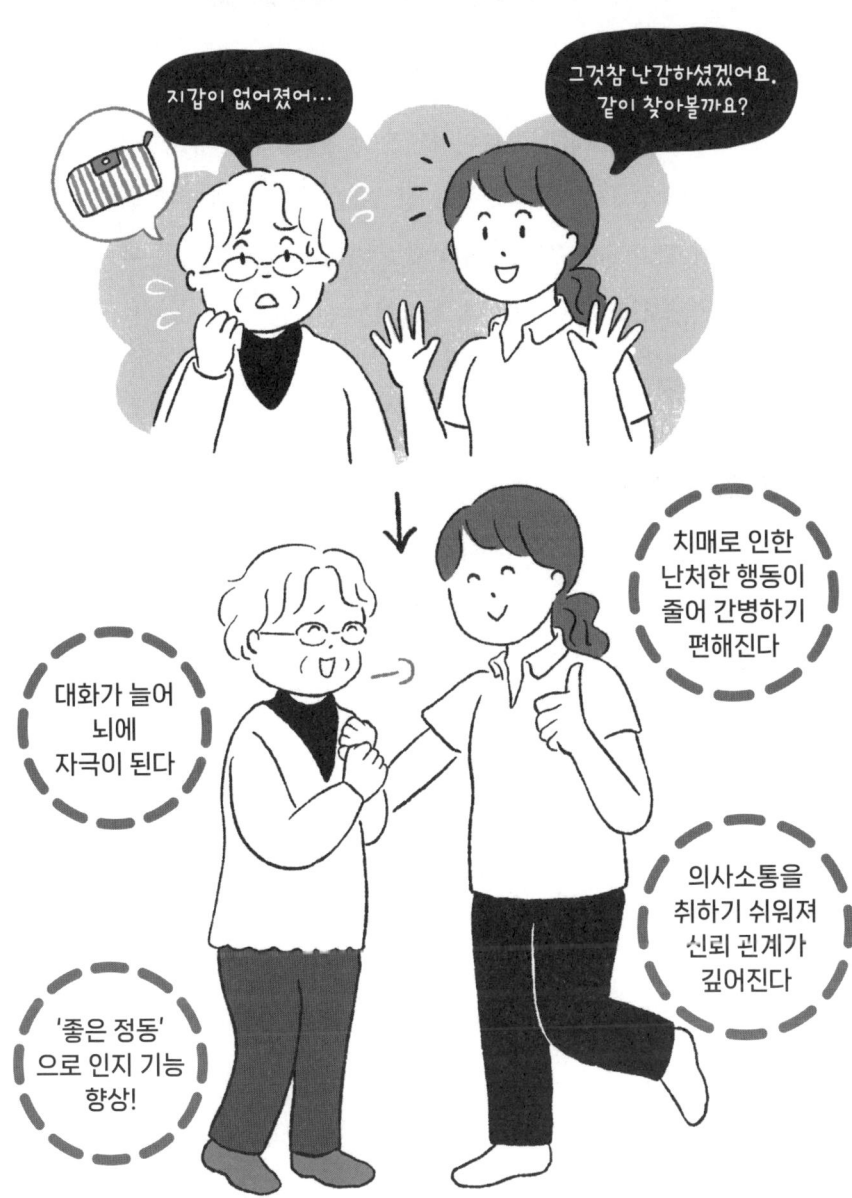

인지 능력을 향상시키는 '대화 방식 6가지'

'좋은 정동을 일으켜 치매 환자에게 긍정적으로 반응하는 대화 방식'을 실현하는 데 중요한 6가지 항목을 정리했습니다. 치매 환자의 과도하게 난처한 행동으로 인해 '올바른 대화 시도 따위 불가능해'라고 생각이 들었을 때는 여기에서 소개하는 방법을 떠올려 보십시오.

제1조 상대의 감정에 휘말리지 않는다

치매 환자는 때때로 갑자기 화를 내거나 울기도 합니다. 그럴 때는 냉정하게 '모든 것은 증상 탓'이라고 결론을 내려봅시다. 머지않아 증상은 잦아듭니다. '그렇군요.', '뭐 도와드릴까요?' 등과 같이 능숙하게 받아넘깁니다.

> 제1장 '대화 방식'에 따라 치매 진행을 막을 수 있다!

제2조 능숙히 '회피'하는 것도 대화 기술의 하나

아무리 '냉정히' 라고 해도 때로는 분노에 넋을 잃는 일이 있을 수 있습니다. 그럴 때는 삼십육계 줄행랑, '긍정적으로 회피'해 주십시오. '잠시 화장실에 다녀올게요.', '차를 끓여 올게요.' 라고 말이죠. 몇 분 후에는 '없었던 일'이 될 것입니다.

제3조 '상상력'을 충분히 발휘한다

치매 환자가 더러워진 속옷을 숨기는 이유는 '대신 빨아주는 것을 참을 수 없기' 때문일 수 있습니다. 이런 식으로 상상할 수 있다면 '걱정하지 마세요. 금방 깨끗해질 거예요' 라며 부드러운 대응과 좋은 정동을 부여하는 대화가 가능해집니다.

제4조 어려운 말은 쉬운 말로 바꿔서 말한다

서로 스트레스 없이 대화를 원활히 이어 나가려면 어려운 말은 쉬운 말로 바꿔서 말해 봅시다. 특히 외래어는 예전부터 사용했던 익숙한 일상용어로 바꿔서 말합시다.

제 5 조　반응이 약할 때는 정동에 호소한다

　산책을 권유해도 반응이 없을 때는 정동에 호소해 봅시다. '벚꽃이 아주 예쁘게 폈어요! ○○ 님께도 보여주고 싶어요.', '재밌겠네요!' 라며 정동을 일으키면 긍정적으로 생각할 가능성이 커집니다. 단, 몸 상태가 안 좋아서 반응이 없는 것은 아닌지 건강 확인도 해 봅시다.

제 6 조　좋은 '청취자'의 역할을 다해 보자

　치매의 진행 정도에 따라서는 대화를 주고받기 수월하지 않을 수도 있습니다. 그럴 때는 고개를 끄덕이거나 '그렇군요!' 하며 맞장구를 쳐주는 등 좋은 '청취자'의 역할을 다해 봅시다. 사람은 이야기를 열심히 들어주는 상대를 절대 나쁘게 생각하지 않습니다.

> 제1장 '대화 방식'에 따라 치매 진행을 막을 수 있다!

이야기할 때의 '기본자세'

집, 외출 장소, 어디에서든 가능한 한 '기본자세'를 갖추고 이야기할 수 있도록 신경을 씁니다. 대화가 더 원활히 진행될 것입니다.

❸ 텔레비전이나 라디오는 음량을 낮춘다.

말을 걸 때 목소리가 잘 들릴 수 있도록 다른 소리의 영향을 최대한 받지 않는 장소를 선택하거나 음량을 낮춘다.

❶ 상대방 앞에서 시선을 맞춘다.

치매 환자와의 거리는 1.2~1.4m가 가장 좋다. 시선을 맞출 수 있도록 허리 또는 무릎을 굽혀서 조절한다.

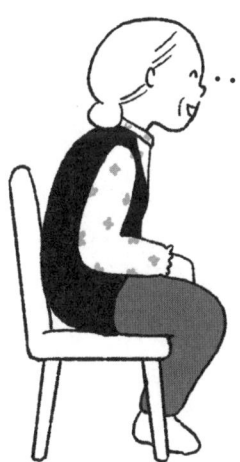
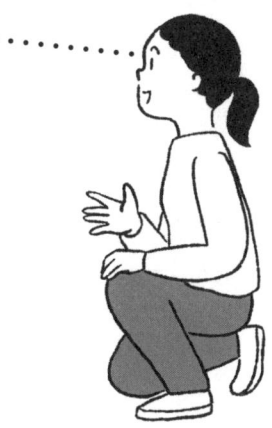

❹ 대화 간격을 중요시한다. 상대방의 말은 끊지 않는다.

대화 도중에 환자가 이야기하고 싶어 한다면 본인의 이야기를 중단한 후, 기다리는 자세를 취한다. 환자의 말을 끊어서도 안 된다.

❷ 천천히 낮은 목소리로 말한다.

고령자에게 카랑카랑한 목소리는 불쾌하게 들릴 수 있다. 한 톤 낮은 목소리로 천천히 이야기하자.

칼럼 01

오히려 악영향을 미칠지도 모른다!
절대 해서는 안 되는 대화 방식

'좋을 줄 알고 했던' 대화 방식이 치매를 악화시킨다는 사실을 아시나요? '역효과'를 불러일으키는 대화 방식은 다음과 같습니다.

● 잘 들을 수 있도록 큰 소리로 말한다

큰 소리로 말하면 '호통을 쳤다', '화를 냈다' 라고 느껴 부정적인 정동이 생길 수 있습니다. 또 고령자는 일반적으로 고음에 취약합니다. 조용하고 낮은 안정된 목소리로 말을 걸어 주십시오.

● 제대로 이해시키려고 장황하게 설명한다

'병원에 도착하면 건물 입구에서 소독한 후에 진찰실에 들어갑시다.' 라는 긴 문장은 진행 정도에 따라 다르겠지만, 치매 환자는 다수의 키워드가 들어간 장문을 곧바로 이해하지 못합니다. '병원에 도착했어요'처럼 '간단명료하게' 이야기해야 한다는 점을 유념해 주십시오.

● 상대방을 존중하는 마음에 대답을 바라면서 질문을 한다

'어떤 게 좋으세요?' 라는 말은 치매 환자에게 굉장히 어려운 질문일 수 있습니다. 스스로 구체적인 답변을 내놓기 어렵기 때문이죠. 'A로 할까요? B로 할까요?' 처럼 양자택일하거나, 네 또는 아니요로 대답할 수 있도록 말을 걸어 주십시오.

● 이야기하기 힘들어할 거 같아 '대변'해 준다

무언가 말하고 싶어 할 때, 도와주려고 'ㅇㅇ 말인가요?' 라며 대변하려 하면 안 됩니다. 치매 환자가 단어를 선택해서 입 밖으로 꺼내는 것도 두뇌 훈련에 중요합니다. '천천히 말씀하셔도 괜찮아요' 라고 격려하면서 기다려 주십시오.

제 2 장

> '이렇게 이야기하면 되는구나!'를 쉽게 알 수 있다!

자주 발생하는 상황과 곤란한 행동별

'인지 기능을 향상시키는 대화 방식'의 80가지 힌트

일상과 삶

인사할 때 (아침, 점심, 저녁)

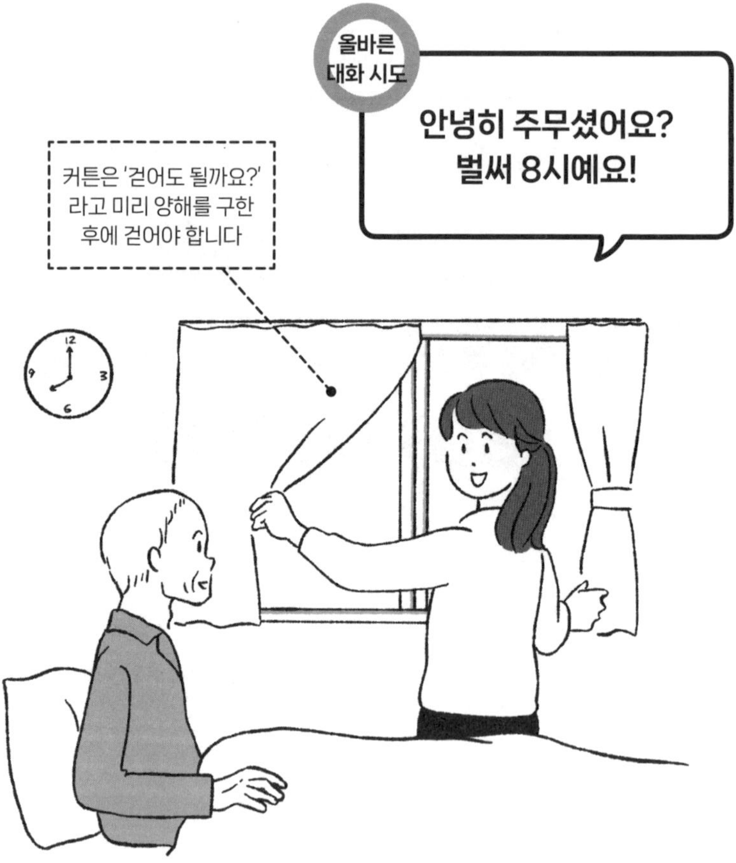

올바른 대화 시도

"안녕히 주무셨어요? 벌써 8시예요!"

커튼은 '걷어도 될까요?' 라고 미리 양해를 구한 후에 걷어야 합니다

올바른 대화 시도

 '오늘 오후도 참 좋네요. 안색도 좋아 보이셔서 다행이에요.'

 '벌써 저녁이네요. 이제 식사할까요?'

아침, 점심, 저녁 인사는 대화의 실마리가 된다
인지 기능 악화도 방지해 주니 매일 빠짐없이 시도해 봅시다

치매 환자 중에는 지금이 몇 시인지 인지하지 못해 아침, 점심, 저녁을 구분하지 못하는 환자도 있습니다. 따라서 간병인은 가능한 한 '시간대를 알 수 있도록 인사'를 건네야 합니다.

인사를 통해 하루의 시간 경과를 인식할 수 있으면 인지 기능 악화 방지에도 효과를 기대할 수 있습니다.

오전 중에는 '잘 주무셨어요?', 점심 식사를 끝낸 오후에는 '오늘 오후도 참 좋네요', 날이 저물어 밤이 깊었다면 '벌써 저녁이네요.' 잠자리에 들기 전에는 '안녕히 주무세요' 라는 인사말을 건네봅시다. 같은 집에 사는 가족이더라도 가능한 한 이러한 표현을 의식하고 있어야 합니다.

활기차게 인사하는 것도 좋지만, 뒤에서 갑자기 말을 걸거나, 자고 있는 치매 환자에게 큰 소리로 말해서 놀라게 하지 않도록 신경을 써주십시오. '대체 누구야!', '무슨 일이야!' 라며 깜짝 놀란 마음에 기분이 상하는 환자도 있습니다.

제2장 '인지 기능을 향상시키는 대화 방식'의 80가지 힌트

일상과 삶

잘못된 대화 시도

NG (자고 있는 사람에게) **'일어나요!'**
→ 깜짝 놀라서 기분이 안 좋아질 수 있습니다.

NG (아침, 점심, 저녁 상관없이) **'잘 지내셨죠?', '안녕하세요~'**
→ 모처럼 대화를 시도하는데 시간대를 알 수 없다는 점이 아쉽습니다.

25

일상과 삶

치매 환자에게 대화를 시도하고 싶을 때

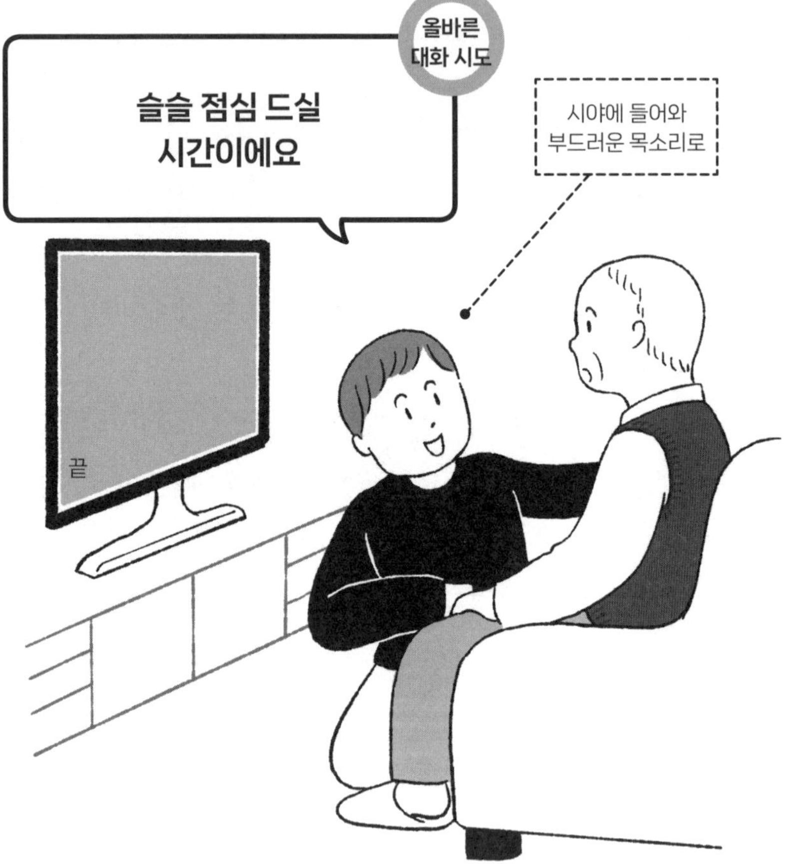

> 슬슬 점심 드실 시간이에요

올바른 대화 시도

시야에 들어와 부드러운 목소리로

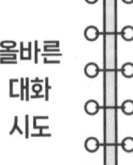
올바른 대화 시도

⭕ (드라마 방영이 끝난 틈을 타서)
'아버지, 주간 보호 센터에 가실 시간이에요.'

⭕ '잠시 뭐 좀 여쭤봐도 될까요?'

제2장 '인지 기능을 향상시키는 대화 방식'의 80가지 힌트

갑자기 등 뒤에서 말 걸기는 금물!
대화 방식의 기본자세를 잘 지켜서 놀라게 하지 맙시다

텔레비전을 보고 있는 치매 환자에게 말을 걸었는데 아무런 반응도 보이지 않고 무시당했다……. 혹시 이런 경험이 있나요? 이러한 행동은 무시하려는 것이 아니라 '복잡성 주의장애(다양한 자극이 동시에 발생했을 때, 필요한 것만 선택하여 그것에만 신경을 집중하는 장애)' 때문일 수 있습니다.

치매 환자에게 말을 걸 때는 '등 뒤가 아니라 시야에 들어가서 대화를 시도'하는 등 이야기할 때의 기본자세(→ 21페이지 참조)를 지켜야 합니다. 또 무언가에 집중하고 있거나 이야기하는 도중에는 대화 시도를 피해 주십시오. 억지로 끼어들거나 놀라게 하면 기분이 상해 이야기를 들으려는 마음이 사라질 수 있습니다.

만약 가능하다면 말을 걸기 전에 주변의 잡음을 없애거나 텔레비전 음량을 줄이고, 중요한 이야기라면 가능한 한 조용한 장소에서 이야기하는 등 미리 대응해 두면 원활히 대화를 이어 나갈 수 있습니다.

NG (뒤에서 큰소리로) **'할아버지! 식사하세요!'**
→ 큰소리에 놀라서 혼나고 있다는 생각에 겁을 먹을 수도 있습니다.

NG (갑자기 텔레비전을 끄며) **'자, 주간 보호 센터에 갈 시간이에요!'**
→ 한창 즐거워하는 와중에 끼어들면 기분이 상할 수 있습니다.

잘못된 대화 시도

일상과 삶

일상과 삶

치매 환자에게 **날짜, 요일을 확인할 때**

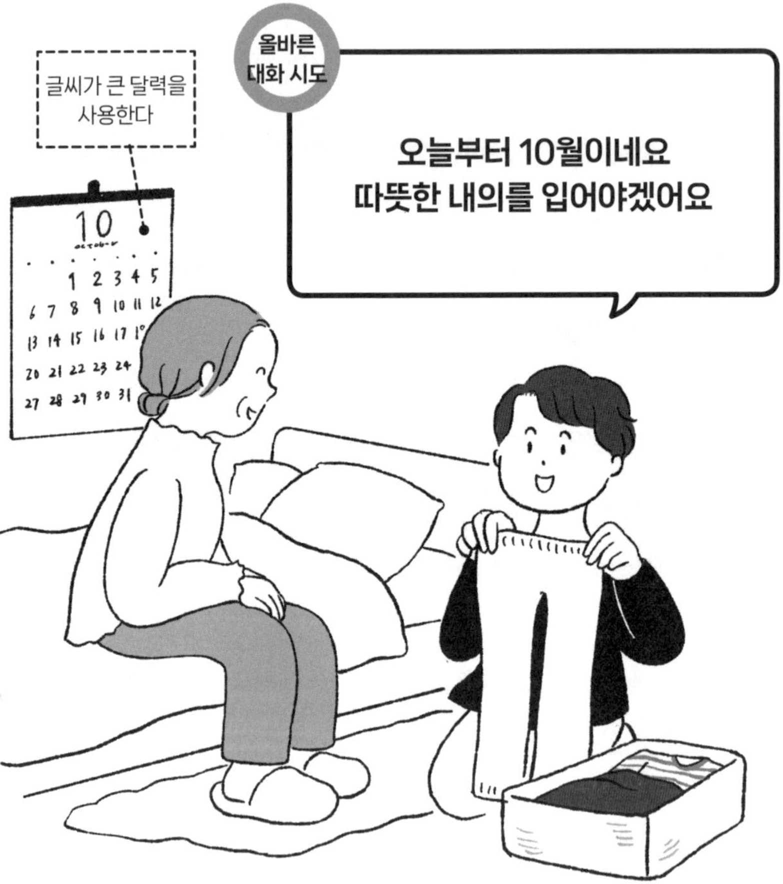

글씨가 큰 달력을 사용한다

올바른 대화 시도

오늘부터 10월이네요
따뜻한 내의를 입어야겠어요

올바른 대화 시도

⭕ 'O요일인 내일은 주간 보호 센터에 가는 날이네요.'

⭕ '잘 주무셨어요? 오늘은 O월 O일, O요일이에요.'

> 제2장 '인지 기능을 향상시키는 대화 방식'의 80가지 힌트

매일 대화 시도와 함께 도구를 활용해 보자
날짜와 요일 감각이 약해졌음을 고려해서 이야기합니다

치매의 전형적인 증상인 '지남력 상실'은 '일요일의 다음 날은 월요일, 휴일이 끝나고 업무가 시작되는 날' 등의 생활 환경과 밀접하게 연관된 날짜와 요일을 파악할 수 없게 되는 것이 특징입니다. 당연히 아주 당혹스러워하거나 패닉에 빠지는 환자도 있습니다.

이 지남력 상실의 진행을 늦추려면 간병인이 행사나 계절, 날짜, 요일을 소리 내서 알려주는 습관 들이기를 추천합니다. '오늘은 10월 31일, 월요일. 내일부터는 11월이네요, 어쩐지 아침부터 쌀쌀하더라고요'. 만약 '아니야, 오늘은 일요일이야!' 라며 틀린 말을 하더라도 '맞아요' 라며 부정하지 말고 받아넘깁니다.

또 글씨가 큰 달력이나 디지털 시계를 사용하면 치매 환자가 직접 확인할 수 있어 인지 기능 향상에 도움을 줍니다.

단, '오늘이 며칠이에요?', '무슨 요일인지 알겠어요?' 등처럼 시험하는 듯한 질문은 삼갑니다. 대답하지 못할 때 의기소침해하며 역효과가 납니다.

일상과 삶

NG '문제를 낼게요, 오늘은 며칠일까요?'
→ 시험을 당하면 '애 취급한다' 라는 생각에 기분이 상할 수 있습니다.

NG '오늘은 금요일이 아니에요.'
→ 실수를 부정하면 자존심에 상처를 입을 수 있습니다.

잘못된 대화 시도

| 일상과 삶 |

옷을 입을 때

올바른
대화 시도

이 옷은 단추가 너무 많아서 번거롭죠?
제가 도와드려도 될까요?

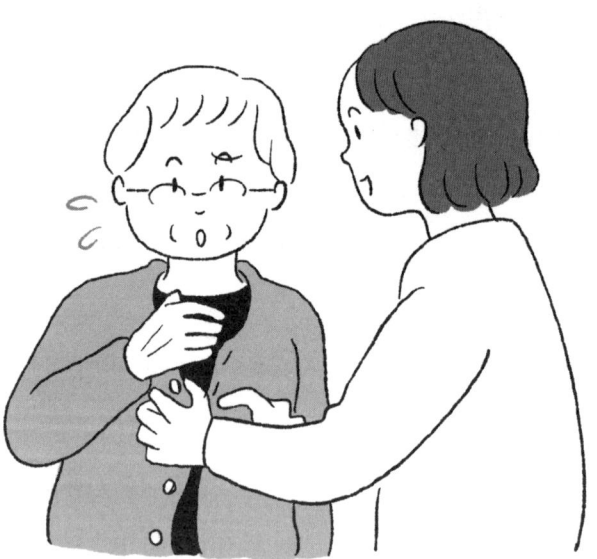

올바른
대화
시도

○ (단추가 없는 옷을 준비) '이 옷은 색이 참 예쁘죠?
단추가 없으니까 입기 편해요.'

○ (스스로 바지에 다리를 집어넣는 것까지 하게 한 후에)
'여기부터는 제가 조금 도와드릴게요.'

> 제2장 '인지 기능을 향상시키는 대화 방식'의 80가지 힌트

'하지 못하는 부분'만 도와준다
옷 갈아입기를 돕기 전에 말 한마디를 건네는 것도 중요합니다

치매 증상이 진행되었을 때 옷 입기, 양말 신기처럼 지금까지 당연하다는 듯이 해왔던 일이 불가능해지면 본인도 큰 충격을 받습니다.

옷은 단추가 많지 않거나 신축성이 좋은 옷 등 갈아입기 편한 디자인과 소재의 옷을 선택하고 가능한 한 자기 힘으로 입을 수 있게 해줍니다. 도움 없이 행동할 수 있으면 자신감과 자긍심이 유지되어, 긍정적으로 변할 뿐만 아니라 인지 기능 저하를 막을 수 있습니다.

오히려 '과도한 도움'에는 주의해야 합니다. 소매에 팔을 넣을 수는 있지만, 지퍼는 올리지 못한다면 소매에 팔을 넣는 부분까지는 치매 환자가 할 수 있도록 해줍니다. 간병인이 다 해 주려고 하면 아직 할 수 있는 것조차 점점 할 수 없게 됩니다.

또한 무언가를 도와주기 전에는 '제가 도와드려도 될까요?'라고 상대에 대한 경의가 담긴 말투로 말을 걸어 주십시오. 또, '이거는 좀 입기 힘들죠?' 등과 같이 공감의 한 마디를 해 주면 치매 환자의 마음이 조금 편안해질 수 있습니다.

NG '자, 옷 갈아입혀 드릴게요.'
→ 애 취급하면 자존심에 상처를 입을 수 있습니다.

NG '아직 못 입었어요?'
→ 절대 보채지 맙시다.

잘못된 대화 시도

일상과 삶

머리를 빗는 등 **몸단장을 할 때**

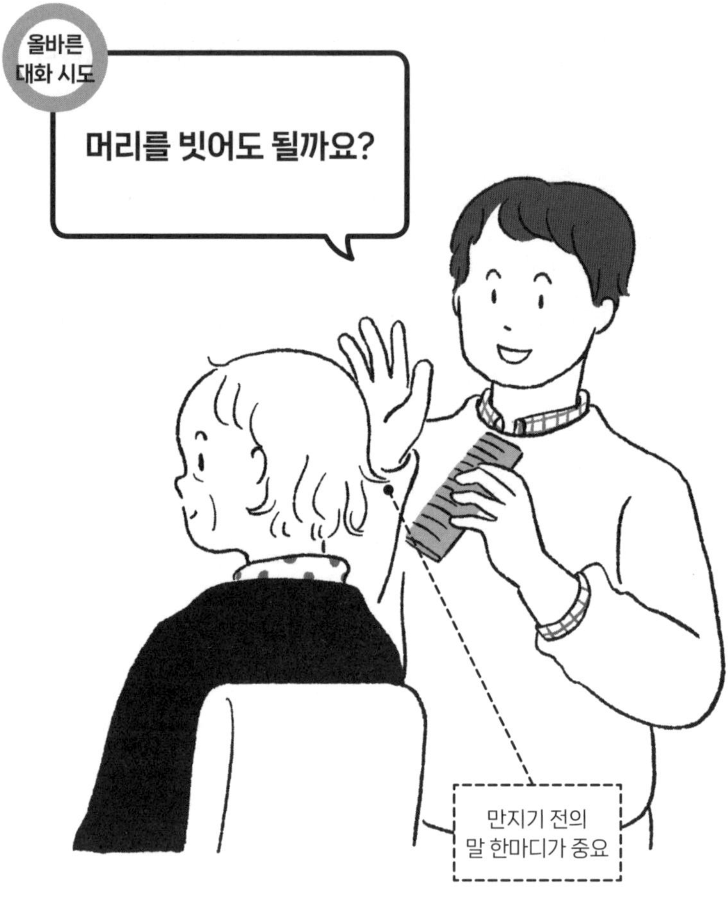

올바른 대화 시도

머리를 빗어도 될까요?

만지기 전의 말 한마디가 중요

올바른 대화 시도	○ '오늘은 손주 ○○(이)가 오니까 깔끔하게 단장해 볼까요?'
	○ '어머, 멋진 회색 머리네요. 저도 이렇게 되면 좋겠어요.'

기분이 좋아질 수 있도록 대화를 시도해 보자!
혼자서 몸단장하기 힘드니 적절히 도와줍시다

치매 증상이 진행되면 매일 아무렇지 않게 했던 몸단장 방법을 잊게 됩니다. 잘 꾸미고 다니던 분도 점차 흐트러진 모습이 된다니 참 슬픈 일이지요.

머리를 빗고 손톱을 깎는 등의 몸단장을 도와줄 때도 대화를 시도하는 비결이 있습니다. 우선 중요한 점은 도와주기 전의 말 한마디입니다. '머리를 빗어도 될까요?' 라며 미리 양해를 구한 후 행동에 옮겨야 합니다.

그리고 몸단장 중일 때는 '이제 깔끔해졌네요' 라며 적극적으로 대화를 시도해 봅시다. 좋아진 기분이 뇌를 자극하여 치매 악화를 늦춰 줍니다. 또 몸을 단장하는 중의 즐거운 대화는 간병인과 치매 환자 사이에 마음의 교류가 생겨나 신뢰 관계를 구축하는 데 큰 역할을 합니다.

몸단장을 끝내 청결하고 말끔한 모습이 되면 거울에 비친 자신을 보고 기분이 들뜨기도 합니다. '할머니, 오늘 멋진데요?' 라고 대화를 시도해 보면 기분이 한껏 좋아져 좋은 정동을 경험할 수 있을 것입니다.

NG (아무런 양해도 구하지 않고) **'자, 머리 좀 빗을게요.'**
→ 갑자기 만지면 누구나 놀라고 겁먹을 수 있습니다.

NG **'그 머리, 어떻게 좀 하는 건 어때요?'**
→ 직접 손질할 수 있었으면 알아서 했을 테니 비난하지 맙시다!

일상과 삶

밥을 먹을 때

올바른 대화 시도

점심밥이에요
자, 같이 먹을까요?

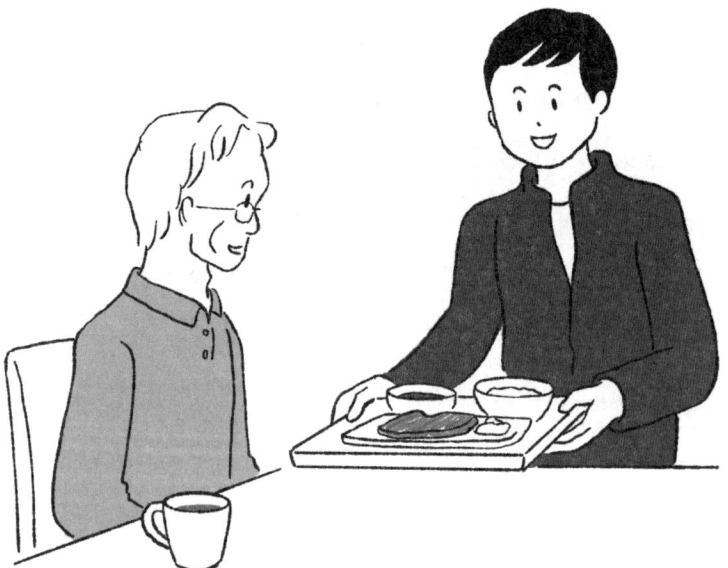

올바른 대화 시도

○ '와, 맛있겠네요!'

(젓가락 사용법을 몰라서 당황해하는 환자에게)
○ **'포크를 깜빡했네요,
미안해요! 잠시만 기다려 주세요.'**

> 제2장 '인지 기능을 향상시키는 대화 방식'의 80가지 힌트

가장 중요한 점은 재촉하지 않는 것
'같이 먹을까요?' 라는 등의 밝은 분위기를 연출해 보자

즐거워야 할 식사 시간. 하지만 어째서인지 치매 환자의 젓가락이 움직일 기미가 보이지 않습니다……. 만약 치매 환자가 식사하는 데 시간이 걸릴 것 같다면 '맛있겠네요!' 등과 같이 정동을 느낄 수 있는 말을 사용해 봅시다. 개인차는 있겠지만, 수월하게 식사가 진행되기도 합니다. 반대로 가능한 한 '빨리' 등의 재촉하는 표현은 피해야 합니다. 사실 식사를 재촉하는 행동은 치매와 관련 없이 고령자에게는 어려운 일입니다.

만약 젓가락을 잘 사용하지 못한다면 바로 앞에 앉아서 젓가락을 들고 간병인도 함께 천천히 식사해 보십시오. 단순히 간병인이 식사하는 것처럼 보이지만, 진짜 목적은 젓가락 사용법을 보여주기 위함입니다. 치매 환자는 '아, 저렇게 사용하는 거구나' 라고 생각하며 흉내를 내어 식사를 시작할 수 있게 됩니다. 그래도 젓가락 사용이 힘들어 보인다면 숟가락이나 포크 등 다루기 쉬운 식기로 바꾸고, 미리 한입 크기로 잘라서 음식을 제공해 보십시오.

NG '바쁘니까 얼른 먹어요!'
→ 간병인 상황에 맞춰 행동을 재촉하지 맙시다.

NG '젓가락 거기 있잖아요? 왜 멍하니 있어요.'
→ 고압적&부정적인 말투는 금물입니다.

일상과 삶

잘못된 대화 시도

일상과 삶

약을 먹을 때

올바른
대화 시도

약 달력에서 오늘의 복용 분량,
가져와 주실 수 있을까요?

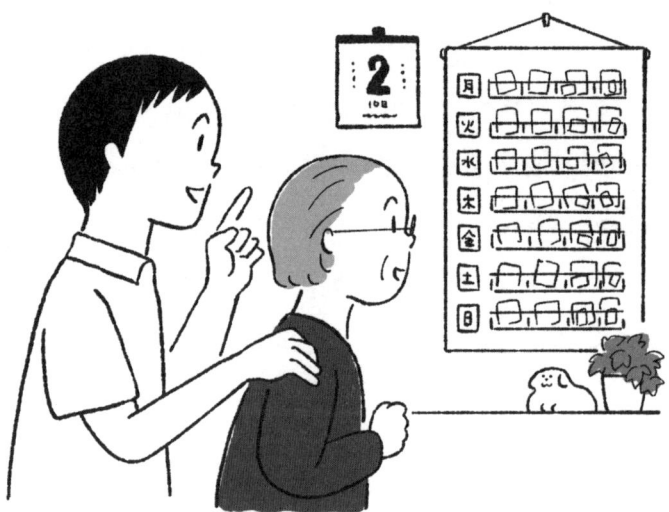

올바른 대화 시도	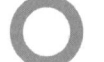 '식사 끝나면 약 드셔야 해요.'
	'좋은 약을 처방받을 수 있어서 다행이에요!'

> 제2장 '인지 기능을 향상시키는 대화 방식'의 80가지 힌트

대화 시도와 스스로 관리할 수 있는 환경을 정비하자
매일 똑같은 시간에 약을 먹게 하기란 힘든 일입니다

약을 잊어버리고 안 먹거나 같은 약을 두 번 먹는 등 약을 관리하기 참 힘듭니다……. 기억장애가 있거나 물건을 정리하고 관리하는 데 서툴러진 치매 환자에게 매일 약을 챙겨 먹기란 쉽지 않습니다. 간병인이 치매 환자에게 약을 수월하게 먹이려면 다양한 연구와 대화 시도가 필요합니다.

약을 관리할 때 '약 달력'을 활용하면 편리합니다. 왼쪽 그림처럼 요일마다 아침, 점심, 저녁, 잠자기 전 주머니로 나누어져 있어 그 안에 약을 구분하여 넣을 수 있습니다. 우선은 약 달력 주머니에 처방받은 약을 넣습니다. 이 작업도 치매 환자와 함께하면 좋습니다.

실제로 약을 먹을 때는 '목요일 낮의 복용 분량을 가져와 주실 수 있을까요?' 라며 대화를 시도하여 가져와 달라고 부탁해 봅시다. 스스로 가져오기 힘든 경우라도 식후 등의 복용 시간에 '식사를 끝냈으니 약을 먹어 볼까요?' 라고 확실히 내용을 전달하면 약 복용이 습관화되어 복용 누락을 줄일 수 있습니다.

— 일상과 삶 —

NG '왜 이렇게 약이 쌓여 있어요!'
→ 관리할 수 있도록 간병인이 방법을 모색합니다.

NG '약을 안 먹으면 담당의사한테 혼나요.'
→ 협박하면 불안감만 늘고 병원에 대한 인식만 안 좋아질 수 있습니다.

— 잘못된 대화 시도 —

일상과 삶

취미나 특기를 즐길 때

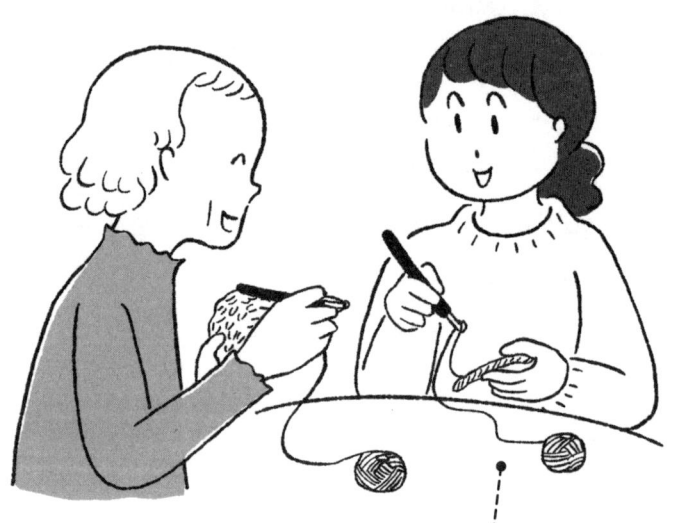

올바른 대화 시도

오늘은 컵 받침을 만들어 주실래요?

간병인도 같이 즐길 수 있는 것이면 더 좋습니다!

올바른 대화 시도

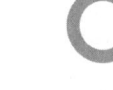 '할머니는 노래방 명인이니까 다음에 다 같이 노래방에 가요.'

 '이 부분 저한테는 어려워서 그런데요. 대신 좀 해 주실 수 있을까요?'

취미나 특기로 치매 진행을 대처해 보자

적극적으로 '좋아하는 일'을 할 수 있도록 대화를 통해 유도해 봅시다

손이나 몸을 움직이면 인지 기능 저하 방지에 효과적입니다. 그렇다고 해서 무언가 특별한 일을 할 필요는 없습니다. 취미로 했던 자수, 오랫동안 계속해 왔던 악기 연주, 예전부터 특기였던 목공 일 등 치매 환자에게 익숙한 작업에 함께 도전해 봅시다. 이처럼 몸이 기억하는 것을 '절차 기억'이라고 합니다. 치매 환자가 기억장애를 앓고 있더라도 이 절차 기억은 비교적 오래 남아 있습니다.

이런 활동을 권유할 때는 강요하지 말고 'ㅇㅇ해 보지 않을래요?' 라고 제안하는 형식으로 의사를 전해 봅시다. 반드시 긍정적인 대화 시도를 통해 취미나 특기 시간을 만들어 보십시오. 취미 활동을 통해 느낀 '기쁨'이라는 감정은 치매 환자의 마음을 들뜨게 해 주고, 좋은 정동 체험이 쌓을 수 있습니다.

가족끼리 노래방에 가서 치매 환자의 특기를 '가족 이벤트'의 주제로 삼거나 치매 환자에게 선생님 역할을 부여하여 '타인을 돕는 기쁨'을 느끼게 해 봅시다. 간병인이나 가족들에게도 즐겁고 유의미한 시간이 될 것입니다.

NG '정리도 안 할 거면 뜨개질은 하지 마세요!'
→ 취미 전용 바구니를 준비하는 등 정리를 도와줍시다.

NG '듣기 싫으니까 큰 소리로 노래 부르지 마요.'
→ 창피하다는 식의 표현으로 행동을 부정하고 있습니다.

잘못된 대화 시도

일상과 삶

집안일을 도와줬을 때

올바른 대화 시도

도움을 주신 덕분에 평소보다 요리가 빨리 끝났어요

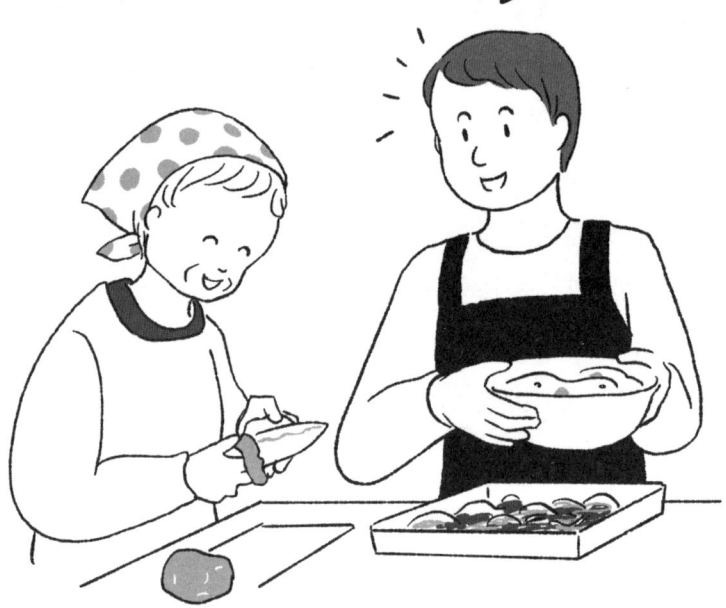

올바른 대화 시도

 '능숙하시네요. 또 부탁드려야겠어요.'

 '대단해요! 전 전혀 할 줄 모르거든요.'

제2장 '인지 기능을 향상시키는 대화 방식'의 80가지 힌트

다른 사람을 도와줬다는 만족감은 삶의 양식이 되기도 한다
진심으로 감사를 전해 의욕을 끌어올려 봅시다

치매 환자가 집안일을 하면 뒤치다꺼리를 하느라 참 힘들죠. 어지럽혀 놓으니 오히려 시키고 싶지 않을 겁니다……. 그 마음은 충분히 이해되지만, 사실 증상의 진행을 막으려면 가능한 한 집안일에 참여할 수 있게 하는 편이 좋습니다.

과거에 익힌 집안일 기술이나 전문 기술은 몸이 기억하고 있습니다. 아직 몸으로 익힌 기억이 남아 있는데 그것을 발휘하지 못하면 그 기억도 점차 흐려지면서 할 수 있던 일까지 어느새 할 수 없게 됩니다. 이를 '만들어진 장애'라고 부릅니다.

집안일을 도와주면 설령 어지럽히더라도 '이 또한 중요한 작업'이라고 생각하여 도움을 받은 성과를 칭찬해 주며 감사한 마음을 표현해 보십시오. '다른 사람을 도와줬다'라는 생각은 불가능한 일이 늘어나 불안한 치매 환자에게 심적 도움을 줍니다. 무엇보다 다른 사람에게 도움을 줬을 때의 기쁨이나 즐거움 등의 긍정적인 정동은 치매 악화를 방지하는 묘약이 됩니다. 꼭 그 '묘약'을 누릴 기회를 늘려 보시기 바랍니다.

일상과 삶

잘못된 대화 시도

NG **'꼭 두 번 손이 가니까 손 대지 마세요.'**
→ '만들어진 장애'를 초래하여 간병이 힘들어집니다…….

NG **'이런 건 쓸 수가 없어요.'**
→ 결과물을 안 좋게 평가해서 자존심을 깎지 맙시다.

일상과 삶

장을 볼 때

올바른
대화 시도

어느 오이가 좋을까요?

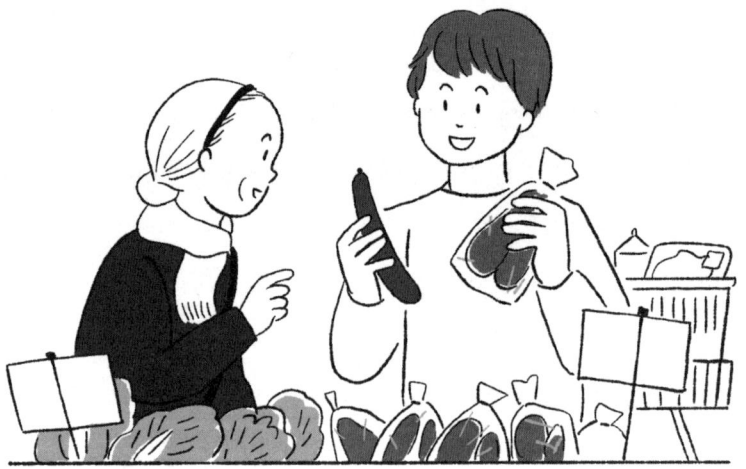

올바른
대화
시도

 '채소를 골라 줘서 고마워요.'

 '다음 번에 좋은 채소를 구분하는 방법을 알려주세요.'

> 제2장 '인지 기능을 향상시키는 대화 방식'의 80가지 힌트

장보기를 '즐거운 재활 시간'으로
인지 기능이나 정동에 긍정적인 효과를 가져다줍니다

치매 환자에게 장보기는 메뉴를 생각하고, 부족한 식재료를 메모해서 슈퍼에 가고, 식재료를 고르고, 계산을 끝낸 후 집으로 돌아오는 고난도 작업입니다. 치매 환자는 이론적으로 장보기처럼 일련의 행동을 계획적으로 실행하기 어려워하는 '실행능력장애(수행능력장애)'를 앓고 있습니다.

따라서 '장보기'를 하면 치매 증상에 대한 진행을 늦출 수 있습니다. 꼭 '상대를 이끌어 주는 대화 시도'를 통해 함께 장보기를 시도해 봅시다! '우선 사야 할 물건을 써 볼까요? 오이는 있나요?' 라고 물어보면 치매 환자가 냉장고를 살펴보고 '없다' 라고 대답해 줄 것입니다. 마트의 채소 코너에서 오이를 고를 때는 '어떤 게 신선할까요?' 라고 물어봅시다. 신선한 오이를 골라 주면 '신선도를 보는 눈이 탁월하시네요~' 라고 대화를 시도해 보십시오. 긍정적인 정동을 느끼게 해줍니다.

계산은 간병인이 대신 하는 등 치매 환자가 할 수 없는 부분만 도와주면 장보기는 치매 재활에 도움이 됩니다.

NG **'장 보고 올 테니 집 좀 보고 계세요.'**
→ 외출은 곧 재활입니다. 그리고 치매 환자는 혼자 두지 마십시오.

NG **'만지면 안 돼요!'**
→ 문제가 되는 행동도 아닌데 강력히 억제하면 기력까지 쇠약해질 수 있습니다.

잘못된 대화 시도

외출할 때

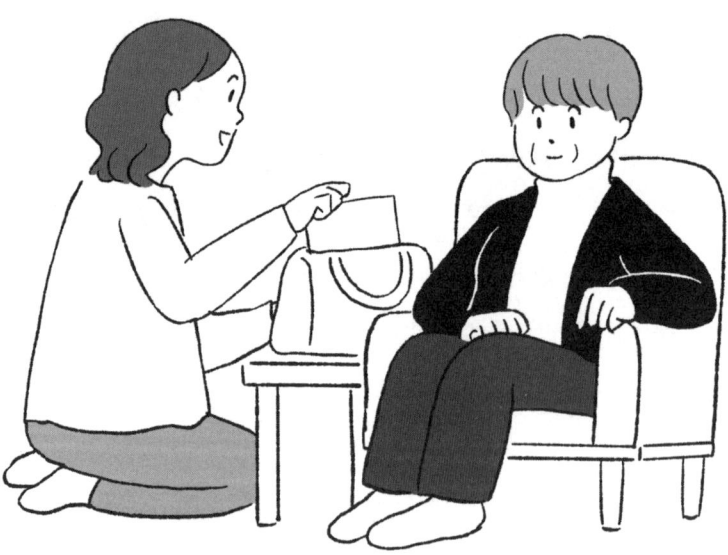

 '오랜만에 ○○백화점에 쇼핑하러 갈까요?'

 '○○님이 할머니를 만나고 싶대요.'

적절한 외출은 뇌에 좋은 자극을 준다!

외출에 긍정적인 인식을 줄 수 있도록 밝게 목소리로 대화를 시도해 봅시다

치매 환자 중에는 외출을 꺼리는 사람도 있습니다. 하지만 그렇게 자극 없는 나날을 보내면 증상만 진행될 뿐입니다. 대화 시도를 통해 외출을 유도해 봅시다.

만약 주간 보호 센터에 정기적으로 다니고 있다면 '내일은 주간 보호 센터에 가는 날이에요, 기대되시죠?' 등과 같이 설렘과 기대감을 높일 수 있는 대화 시도도 좋습니다. 이 대화 자체는 기억장애로 인해 희미해질 수 있지만, '재미있겠다!' 라는 정동은 남습니다.

단, 내키지 않아 할 때는 강요하지 않는 것도 중요합니다. 즐거운 체험이 아니면 치매 증상 완화에 좋은 효과를 기대하기 어렵습니다. 말로만 표현하지 않았을 뿐, 몸 상태가 안 좋아서 무표정일 때도 있으니 안색과 몸 상태를 잘 관찰하시기 바랍니다.

또 익숙한 장소에 찾아가면 오래된 기억이 떠올라 뇌를 자극하는 재활에도 도움이 됩니다. 'ㅇㅇ님이 만나고 싶다고 했어요' 라는 말을 들으면 '나를 만나고 싶어 한다니!' 라는 생각에 긍정적인 기분을 느낄 수 있습니다.

NG   **'싫으면 안 나가도 돼요.'**
→ 싫어하는 것 같다면 밝은 목소리로 대화를 시도해 분위기를 띄워봅시다.

NG   **'잘 따라오세요!'**
→ 길이라도 잃으면 큰일 납니다! 손을 잡고 천천히 같이 걸읍시다.

잘못된 대화 시도

일상과 삶

버스나 전철 등 대중교통으로 **이동할 때**

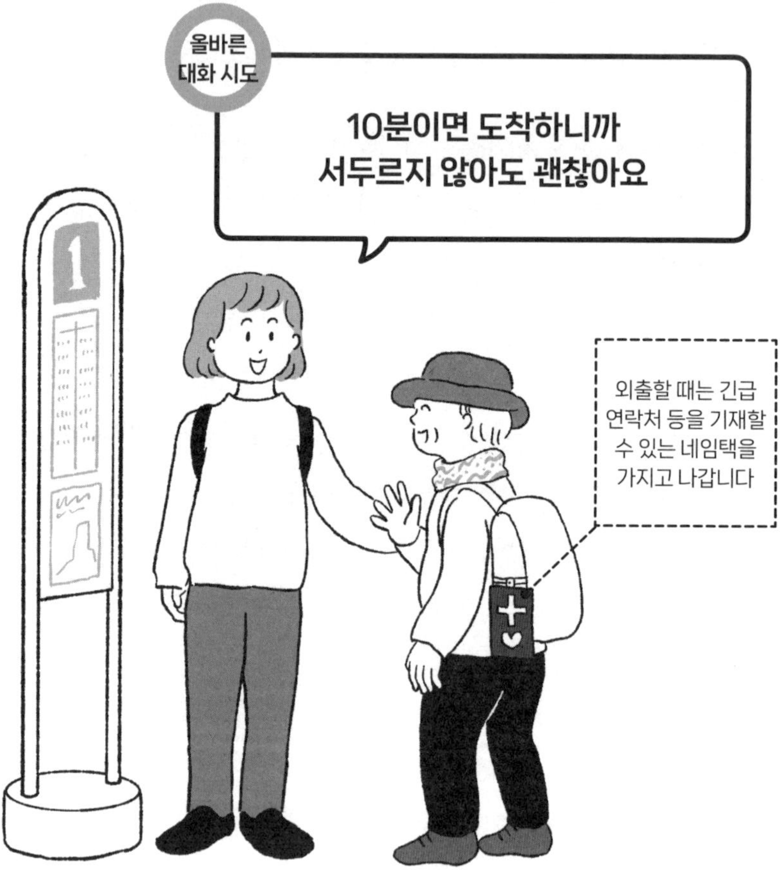

올바른 대화 시도

"10분이면 도착하니까 서두르지 않아도 괜찮아요"

외출할 때는 긴급 연락처 등을 기재할 수 있는 네임택을 가지고 나갑니다

올바른 대화 시도

○ '여기부터 계단이 있으니 천천히 내려가 볼까요?'

○ '제가 길을 잃지 않도록 손 좀 잡아 주세요.'

제2장 '인지 기능을 향상시키는 대화 방식'의 80가지 힌트

사전 준비+안심감을 주는 대화 시도

계단이나 에스컬레이터는 피해서 안전하게 이동합시다

일상과 삶

외출할 때에는 극히 조심해야 합니다. 계단의 높이 등 대중교통을 사용할 때는 수많은 위험이 도사리고 있습니다. 그뿐만 아니라 치매 환자는 길을 잃을 위험도 있습니다. 외출할 때는 만일을 대비해서 환자의 성명과 긴급 연락처 등이 적힌 네임택을 가지고 나가면 안심할 수 있습니다.

이동 시 대화를 시도할 때 중요한 점은 치매 환자를 안심시키는 것입니다. 재촉하면 패닉에 빠져 원활한 이동이 힘들 수 있습니다.

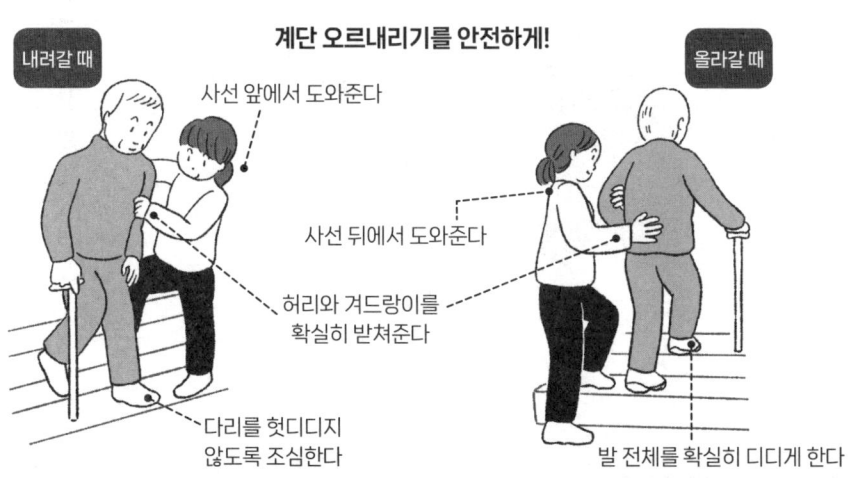

NG '늦을 거 같으니까 서둘러요!'
→ 절대 재촉하지 맙시다! 사고나 부상의 원인이 됩니다.

NG '잠깐만 여기서 기다려 주세요.'
→ 혼자 두지 마십시오! 집이든 도로든 수많은 위험이 도사리고 있습니다.

잘못된 대화 시도

47

일상과 삶

오랜만에 친척끼리 모였을 때

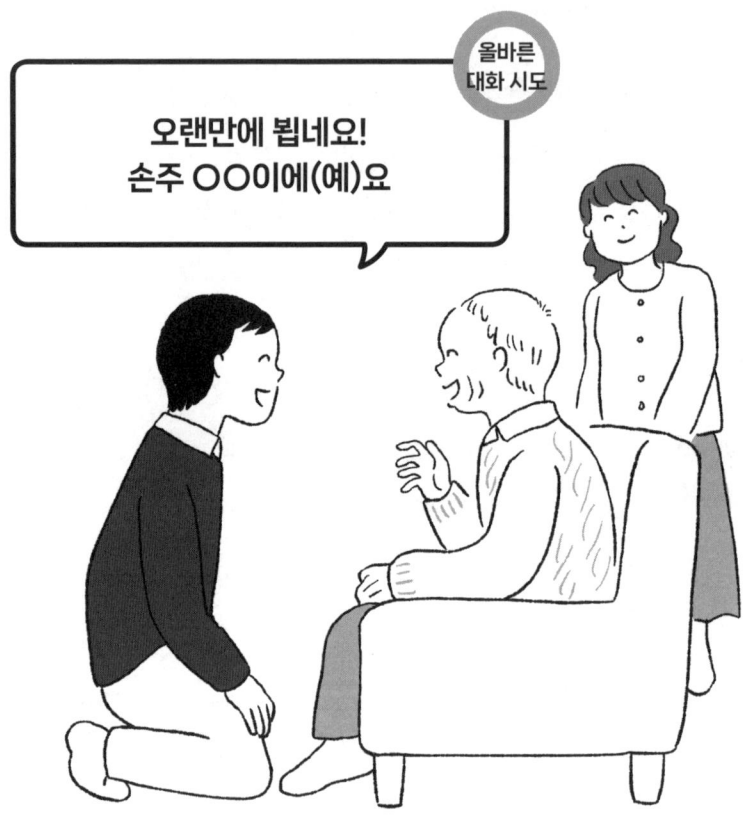

올바른 대화 시도

"오랜만에 뵙네요! 손주 ○○이에(예)요"

올바른 대화 시도

○ '건강해 보이셔서 다행이에요. 어렸을 때 같이 놀아주셨던 사촌 ○○이에요.'

○ '얼마 전에 아이가 태어나서....... 할머니 증손주예요.'

'이름을 잊는 것은 당연하다' 라는 전제로 대화 시도

'오랜만에 보는' 순서대로 자기소개를 합니다

오랜만에 재회한 할아버지께 '누구세요?' 라는 말을 듣고 침울해졌던 경험이 있으신가요?

치매 증상이 진행되면 이처럼 소중한 가족 관계조차 이해하지 못할 수 있습니다.

가족인 할아버지께 '누구세요?' 라는 말을 들으면 자기도 모르게 '손녀 도린이잖아요! 왜 기억을 못 하세요?' 라고 반론하고 싶겠지만, 그래서는 안 됩니다. 왜냐하면 '누구세요?' 라는 이 발언에는 전혀 악의가 없기 때문입니다. 이 또한 치매 증상 중 하나입니다.

치매 환자와 만날 때는 우선 먼저 자기소개를 해 봅시다 '김자경의 딸 도린이예요' 처럼 구체적인 관계성이나 일화를 사용해서 기억을 떠올릴 수 있도록 도와줍니다. 또 '이제야 찾아 뵙네요, 증손녀 도린이예요' 처럼 기분이 좋아질 수 있는 화제가 있다면 꼭 자기소개와 함께 이야기해 봅시다. 그 기쁨(정동)이 삶의 의욕이 되어 치매 환자의 마음을 윤택하게 해줄 것입니다.

제2장 '인지 기능을 향상시키는 대화 방식'의 80가지 힌트

일상과 삶

NG '할머니, 제가 누군지 알겠어요?'
→ '시험' 당하면 바보 취급받는다는 인상을 줄 수 있습니다.

NG '왜 날 기억 못 하는 거야?'
→ 잊고 싶어서 잊은 것이 아닙니다. 자존심에 상처만 입을 뿐입니다.

잘못된 대화 시도

대화

산책 중에 대화할 때

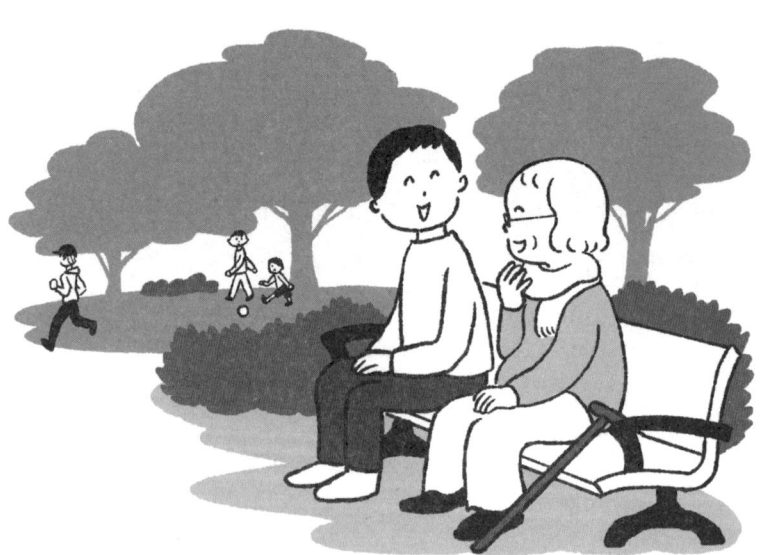

올바른 대화 시도

날씨가 좋네요~
산책하러 오길 잘했네요!

올바른 대화 시도

 '손잡고 걸어도 될까요?'

 '천천히 걸으면서 끝말잇기 해 볼까요?'

제2장 '인지 기능을 향상시키는 대화 방식'의 80가지 힌트

'걷기'+'대화'로 멀티 태스킹

넘어짐 예방책을 마련한 후에 대화를 즐겨봅시다

산책은 치매 환자의 뇌에 좋은 자극을 주는 절호의 기회입니다. 적극적으로 즐길 수 있으면 좋겠지만, '산책 중 넘어짐 사고'에는 주의해야 합니다.

- 갑자기 큰 소리로 말을 걸지 않는다(놀라서 균형을 잃고 넘어질 우려가 있음)
- 손이나 벨트 등을 잡아서 치매 환자를 받쳐주면서 걷는다

이처럼 넘어짐 예방책을 마련한 후에 안전하게 산책을 즐깁시다.

그 상태에서 치매의 진행 정도에 맞게 '멀티 태스킹', 즉 한 번에 두 가지 이상의 작업을 하는 방법도 추천합니다. 멀티 태스킹은 뇌 기능 향상에 효과가 있습니다. 말하면서 걷거나 끝말잇기 하면서 걷는 등 '걷기+대화'로 산책이 더 의미 있어집니다.

단, 걷기도 벅찬 치매 환자라면 벤치에 앉은 후에 대화를 즐겨봅시다. 계절감을 피부로 느끼면서 '이제 곧 진달래꽃이 피겠네요'와 같은 대화로 이야기꽃을 피워 보십시오.

NG (큰 소리로)
'저기 보세요! 저쪽에 신기한 새가 있어요!'
→ 갑자기 큰 소리로 놀라게 하면 넘어지기 쉽습니다.

NG **'뭐 하는 거예요, 빨간 불이잖아요!'**
→ 질책은 금물입니다. 위험한 상황에 맞닥뜨리지 않도록 예방책을 철저히 마련해 둡시다.

잘못된 대화 시도

대화

옛날 이야기를 꺼냈을 때

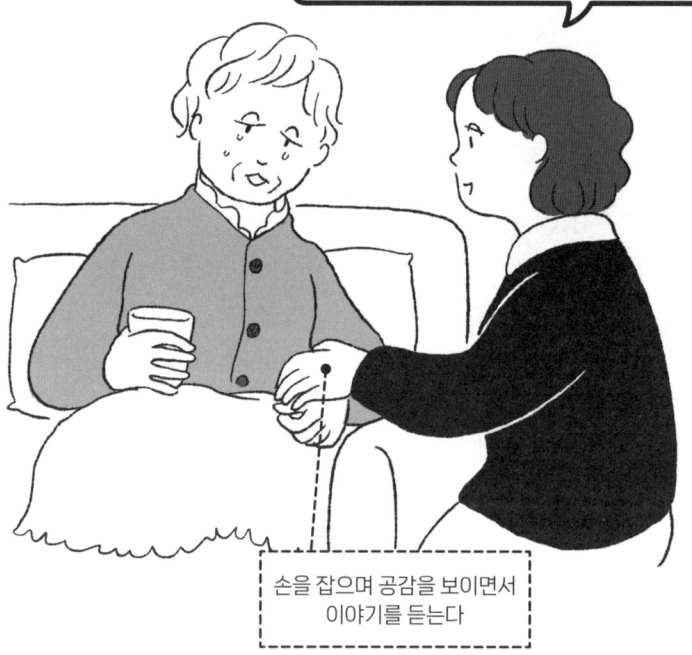

올바른 대화 시도

참 고생 많으셨네요······
인생 공부가 되었어요

손을 잡으며 공감을 보이면서
이야기를 듣는다

올바른 대화 시도

 '일요일에 목공일 하는 게 취미였군요. 다음에 선반 만들어 주실래요?'

 '좋은 이야기를 들려주셔서 감사해요.'

> 제2장 '인지 기능을 향상시키는 대화 방식'의 80가지 힌트

옛날 이야기는 간병 힌트를 얻을 수 있는 보물 창고!
과거의 기억을 떠올리면 뇌도 자극할 수 있습니다

수월하게 간병하려면 치매 환자의 '인생'을 파악해 두는 것도 중요합니다. '치매 환자의 옛날 이야기'는 간병을 편하게 해 주는 큰 기회가 될 수 있습니다. 똑같은 이야기를 몇 번씩이나 들으면 듣는 입장에서는 질릴 수 있지만, 그럴 때는 관점을 바꿔서 생각해 봅시다! 이야기를 잘 유도해서 그 환자의 인생과 삶의 역사인 '생활 이력'과 고생담을 많이 들어 두면 좋습니다. 생활 이력은 귀중하고 유익한 간병 자료가 됩니다. 배회나 폭언 등 난처한 행동을 일으킬 때, 무엇 때문에 벌어진 일인지 찾는 데 도움이 될 수 있기 때문입니다.

또 옛날 이야기는 치매의 악화를 방지할 가능성도 있습니다. 과거의 사건을 떠올리면서 이야기하면 뇌에 좋은 자극을 줍니다.

시간이 없을 때는 어렵겠지만, 여유가 있을 때는 옛날 이야기를 시작할 때 '기억을 떠올릴 계기'가 될만한 물건(가족 앨범, 청춘 시절의 유행가 등)을 준비하여 더 많은 이야기를 이끌어 보십시오.

즐거운 대화가 뇌 재활 치료에 도움을 줄 것입니다.

NG '전에도 그 얘기 들었어요.'
→ 비난이나 부정하면 위축될 수 있습니다.

NG '아, 그러세요?', '아~ 그렇군요.', '네, 네.'
→ 무관심이 느껴져 이야기할 의욕을 꺾을 수 있습니다.

잘못된 대화 시도

대화

치매 환자에게 **어떤 도움**을 청하고 싶을 때

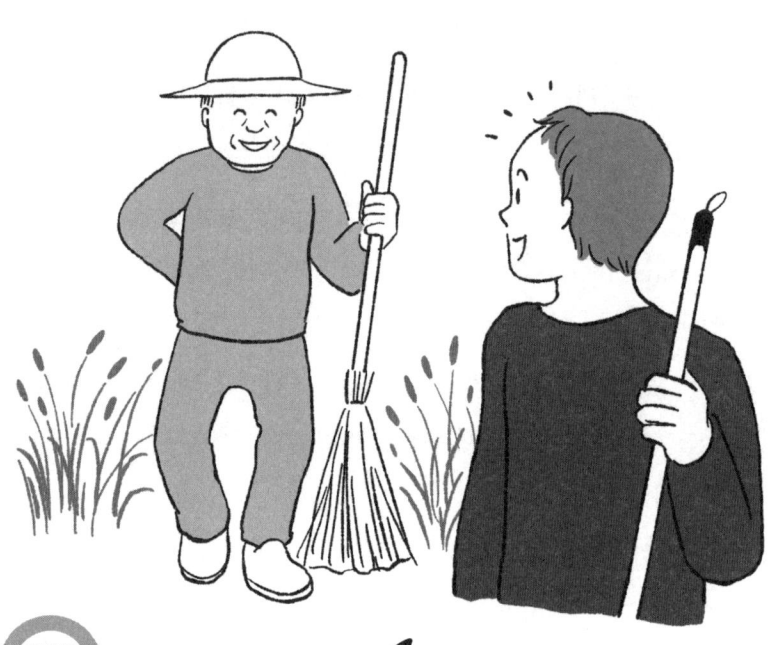

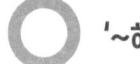
올바른
대화 시도

도움을 부탁드려도 될까요?
그래 주시면 감사하겠습니다!

올바른
대화
시도

○ '~해 주시겠어요? 감사합니다'

○ '세탁물 좀 개 주시겠어요? 할머니가 갠 게 정말 깔끔하더라고요!'

연장자에 대한 존경의 마음을 담아서 대응

너무 친근하게 대하지 않는 태도와 경의를 갖춘 말투가 핵심입니다

치매 환자에게 어떠한 부탁을 할 때는 '~해 주시겠어요?' 라고 정중하게 대화를 시도하는 것이 기본입니다. 설령 간단한 일조차 인지하지 못하더라도 치매 환자 마음속에는 정동(기쁨, 슬픔, 분노 등의 격한 감정의 움직임)뿐만 아니라 자존감과 자존심도 남아 있습니다.

치매니까 아무 것도 모른다고 함부로 '자, 이거 해요!' 라며 얕잡아 보고 업신여기면 억울함과 슬픔으로 답답함을 느낍니다 부탁할 때는 '옷 갈아입는 거 도와드릴게요. 만세 좀 해 주실 수 있겠어요?' 등처럼 '~해 주신다' 라는 자세로 대하고 가능한 한 존댓말로 이야기합시다.

정중한 표현으로 부탁하면 자존감이 올라갑니다. 그리고 그때 느낀 자존감은 좋은 정동 경험으로 남아 그 이후의 간병이 수월해집니다. 또, 치매 환자에게 경의를 담은 표현을 사용하면 치매 환자와 간병인의 신뢰 관계가 더 강해질 것입니다.

NG **'좀 도와줘.'**
→ 반말은 어린아이를 꾸짖는 듯한 인상을 줄 수 있습니다.

NG **'~하세요!' '~하는 거야!'**
→ 명령도 금물입니다, 철저하게 '부탁'하는 자세로 대화를 시도합시다.

잘못된 대화 시도

대화

무슨 말을 하는지 알 수 없어 대화가 성립되지 않을 때

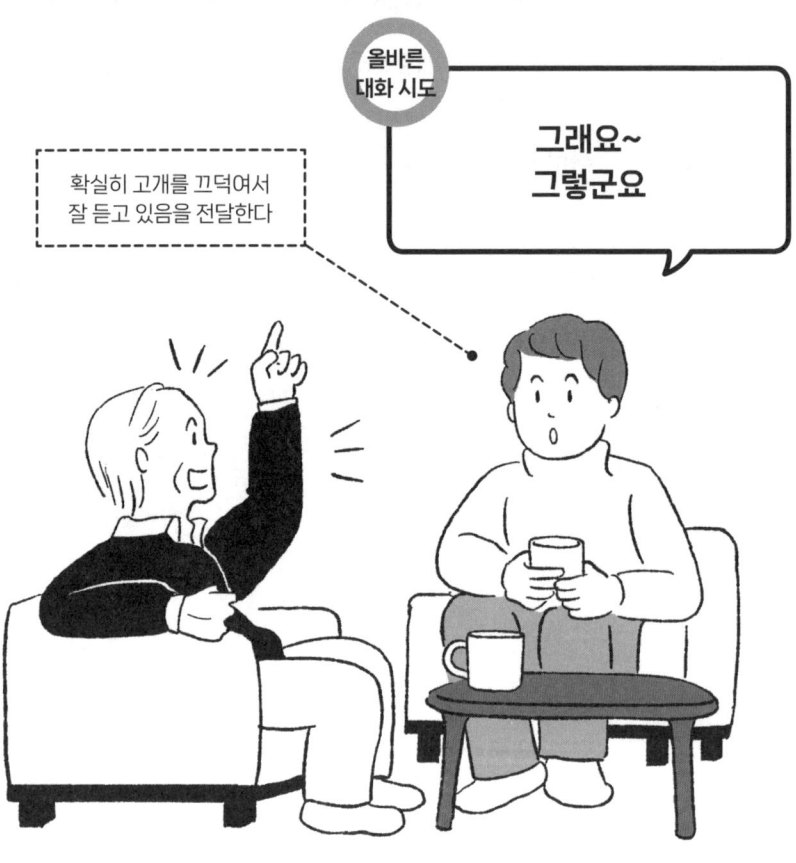

올바른 대화 시도: 그래요~ 그렇군요

확실히 고개를 끄덕여서 잘 듣고 있음을 전달한다

올바른 대화 시도

⭕ ('자르는 물건'이라는 말을 들었을 때)
'가위 말씀하시는 건가요?'

⭕ '제가 잘 듣고 있으니까 서두르지 않으셔도 돼요.'

> 제2장 '인지 기능을 향상시키는 대화 방식'의 80가지 힌트

'마음을 놓을 수 있는 이야기 상대'가 되자!

대화를 주고받지 못하더라도 마음의 대화는 가능합니다

치매 환자는 본인이 이야기한 사실을 잊고 몇 번이고 똑같은 이야기를 할 뿐만 아니라 갑자기 화제를 바꾸거나 대답에 갈피를 잡지 못하는 등 대화를 주고받기 힘들어질 수 있습니다. 단어가 쉽게 떠오르지 않아 '저거', '그거' 등 지시 대명사로만 말할 때도 많죠.

간병인은 '제대로 된 대화를 하고 싶다'라고 생각하겠지만, 치매 환자는 고독감 때문에 '내 이야기를 들어주면 좋겠다', '대화 상대가 필요하다'라고 생각하는 경우가 많다고 합니다. 따라서 좋은 이야기 상대가 되어주는 것이야말로 중요합니다.

의미를 알 수 없는 말을 하더라도 되묻기보다는 '정말요?', '오, 그렇군요' 등의 맞장구를 치며 계속 이야기할 수 있도록 해 봅시다. '자르는 물건은 어디에 있어?' 등과 같이 단어를 떠올리지 못할 때는 퀴즈라고 생각해 봅시다. '가위? 아니면 칼 말씀하시는 건가요?' 등과 같이 대화를 나누며 퀴즈의 대답을 찾아보십시오. 이 공동 작업을 통해 치매 환자는 '어차피 내 마음을 알아주지 못한다'라는 고독감과 고립감에서 벗어날 수 있습니다.

NG **'무슨 말씀을 하고 싶은 건지 모르겠어요.'**
→ 전면 부정을 당하면 고독감만 더 심하게 느낄 뿐입니다.

NG **'바쁘니까 나중에요!'**
→ 거부하거나 말도 붙이기 힘든 차가운 대응은 피합시다.

잘못된 대화 시도

대화

똑같은 질문을 몇 번씩 반복할 때

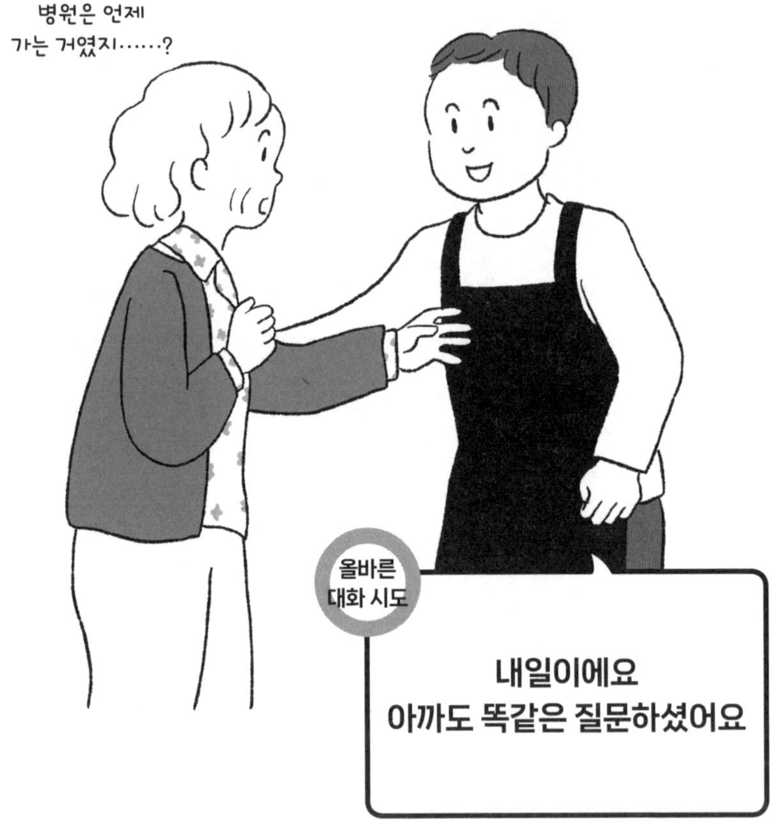

병원은 언제 가는 거였지……?

올바른 대화 시도

내일이에요
아까도 똑같은 질문하셨어요

올바른 대화 시도

(완곡하고 상냥하게)
'제가 기억하고 있으니 괜찮아요! 걱정하지 마세요.'

'중요한 일이니까 여기에 메모해 둘까요?'

질책하지 말고 완곡하게 지적해 보자

'똑같은 질문을 하고 있음'을 인식할 수 있도록 하는 것이 중요합니다

치매 증상의 하나로 새로운 정보를 기억하지 못하는 '단기 기억장애'가 있습니다. 메모해 둔 내용을 지우개로 지운 것처럼 기억이 머릿속에 정착하지 못하게 됩니다. 하지만 치매 환자의 마음속에는 '중요한 일을 잊어서 폐를 끼쳐서는 안 된다' 라는 생각은 남아 있습니다. 그래서 '들은 내용을 잊는다 ➜ 폐를 끼치지 않도록 기억해야만 한다 ➜ 다시 한번 물어본다 ➜ 듣는다 ➜ 잊는다'의 무한 반복에 빠져 몇 번이고 똑같은 질문을 합니다.

치매 환자가 이 '질문의 무한 반복'에 빠져 있다는 생각이 들면 '제가 기억하고 있으니 괜찮아요' 라고 말을 걸어 보십시오. '잊어버려서 폐를 끼친다' 라는 불안한 마음이 진정되어 질문의 무한 반복이 멈추기도 합니다.

또 'ㅇㅇ이에요' 라는 질문에 대답해 줄 때는 '아까도 똑같은 질문하셨어요' 라고 상냥하게 말해 주는 것도 한 가지 방법입니다. 이때 '귀찮다' 라거나 불쾌하다' 라는 등 간병인 측의 악감정을 보여주면 치매 환자가 더 불안해할 수 있으니 단순한 사실을 전달하는 것이 좋습니다.

NG ❌ **'이걸로 5번째예요! 적당히 좀 해요.'**
➜ 비난하지 맙시다. 슬프다는 감정만 마음에 남는다.

NG ❌ **'끈질기네요!'**
➜ 불안해서 몇 번씩 묻는 것입니다. 그 마음을 헤아려 주십시오.

대화

말을 멈추지 않고 끊임없이 이야기할 때

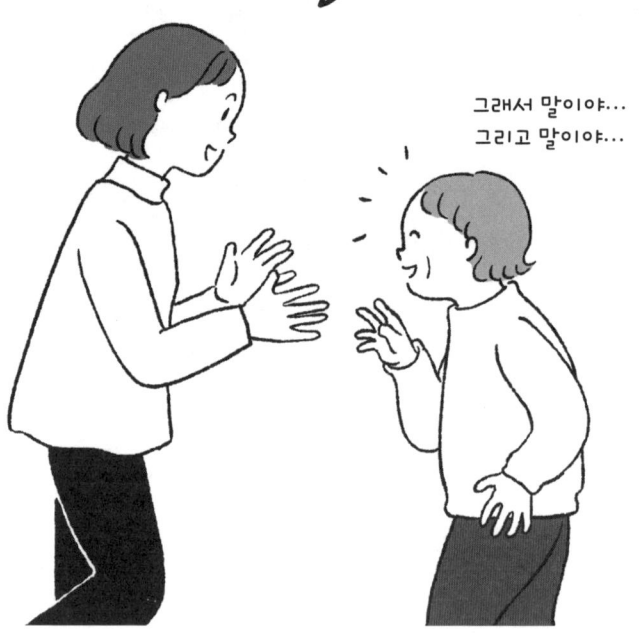

올바른 대화 시도: 그런데 할머니가 잘 만드시는 요리는 뭐예요?

그래서 말이야... 그리고 말이야...

올바른 대화 시도

○ '말씀 정말 잘하시네요! 근데 목은 안 마르세요?'

○ '엄청 박식하시네요! 손주 ○○의 성적이 좋은 건 분명 할머니를 닮아서인가 봐요.'

제2장 '인지 기능을 향상시키는 대화 방식'의 80가지 힌트

무리해서 멈추려 하면 신뢰 관계에 금이 간다

능숙히 말을 돌리거나 다른 주제를 제시하는 등 현명하게 대응합시다

때와 장소, 상대방의 상황을 고려하지 않고 일방적으로 계속 이야기하는 것은 치매 증상 중 하나입니다. 말을 멈추지 않을 뿐만 아니라 처음 말하는 것처럼 몇 번이고 똑같은 이야기를 하는 증상도 생깁니다.

치매로 기억장애 증상이 생기면 이야기하는 것 자체를 잊으므로 반복해서 똑같은 이야기를 계속합니다. 또, 화제가 A ➡ C ➡ B ➡ A로 옮겨가면서 무한 반복하거나 이야기 내용이 맥락 없이 변화하거나 이야기가 정리되지 않기도 합니다.

끊임없이 똑같은 이야기를 멈추지 않을 때라도 듣는 쪽이 귀찮은 듯한 태도를 취해서는 안 됩니다. 다른 화제를 제시해서 치매 환자의 관심을 다른 쪽으로 돌려봅시다. '이미 몇 번이고 들었다'라고 말해봤자 환자 본인은 이미 그 사실을 잊고 있습니다. 아무리 지적하더라도 감정적으로 변하기만 할 뿐이죠. 음성 인식 인형 등의 대화를 상대해 주는 아이템을 사용해서 그쪽으로 흥미를 유발하는 방법도 있습니다.

NG | **'똑같은 얘기 좀 그만 해요!'**
➡ 환자 본인은 반복하고 있다고 자각하지 못합니다. 화만 치밀어 오르게 할 뿐입니다.

NG | **'질릴 만큼 들었으니 이제 그만 하세요.'**
➡ 억지로 멈추게 하면 '모처럼 이야기해 주고 있는데!' 라며 반발심이 생길 수 있습니다.

잘못된 대화 시도

대화

치매 환자의 **부탁을 거절하고 싶을 때**

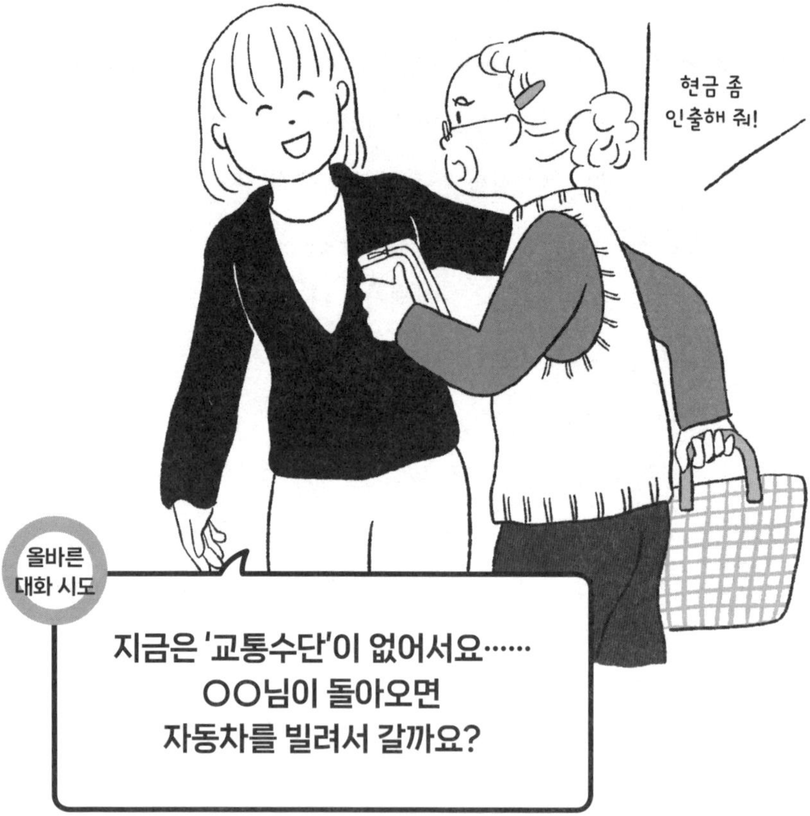

현금 좀
인출해 줘!

올바른 대화 시도

지금은 '교통수단'이 없어서요……
○○님이 돌아오면
자동차를 빌려서 갈까요?

올바른 대화 시도		
		('단팥빵을 사 달라'는 부탁을 받았을 때) '지금 냉장고에 맛있는 크림빵이 있는데 드시겠어요?'
		(이미 돌아가신 분을 '데리고 와 줘'라고 말할 때) '네, 그럼 ○○님의 연락처를 찾아볼게요.'

대원칙은 거절이나 부정을 하지 않는 것

대체안을 제시해 주거나 때로는 마치 연기자가 된 것처럼 대응해 봅시다

치매 환자의 부탁을 거절할 때, '바빠서 안 돼요!'라고 거부하거나 거절하고 있지는 않으신가요? 간병인 입장에서는 의미 없는 것처럼 보이는 부탁이더라도 치매 환자에게는 중요한 무언가를 위해 부탁한 것입니다. 단순히 거부당하면 당연히 슬플 수밖에 없습니다.

치매 환자의 곤란한 부탁을 잘 거절하려면 상상력과 재치가 있어야 합니다. 간병인을 위한 변형된 '두뇌 훈련'이라고 생각하고 능숙한 대체안을 제안해 봅시다. 예를 들어 한밤중에 '지금, 돈 좀 인출해 줘!'라는 부탁을 받았다면 "지금은 '교통수단'이 없으니까 ○○님이 돌아올 때까지 기다려 볼까요?' 라고 대답해 봅시다. 그러다 보면 기다리는 동안에 현금을 인출해야 한다는 것을 잊기도 합니다.

또 '잠깐 이리 와 봐!' 라며 바쁠 때 말을 걸기도 합니다. 이때 '잠깐만요'라고 반사적으로 말하기 쉽지만, 이것도 일종의 거절과 부정에 해당합니다. 되도록 부드러운 말투로 '잠시만 기다려 주세요'라고 대답하면 좋습니다.

NG   **'바쁘니까 안 돼요.'**
→ '잠시만 기다려 주세요, 세탁 다 끝내면요.' 등처럼 부드러운 말투로 대답합니다.

NG   **'아~, 네네, 나중에요.'**
→ 바보 취급한다는 기분이 들 수 있습니다.

잘못된 대화 시도

식사

식사를 하려 하지 않을 때

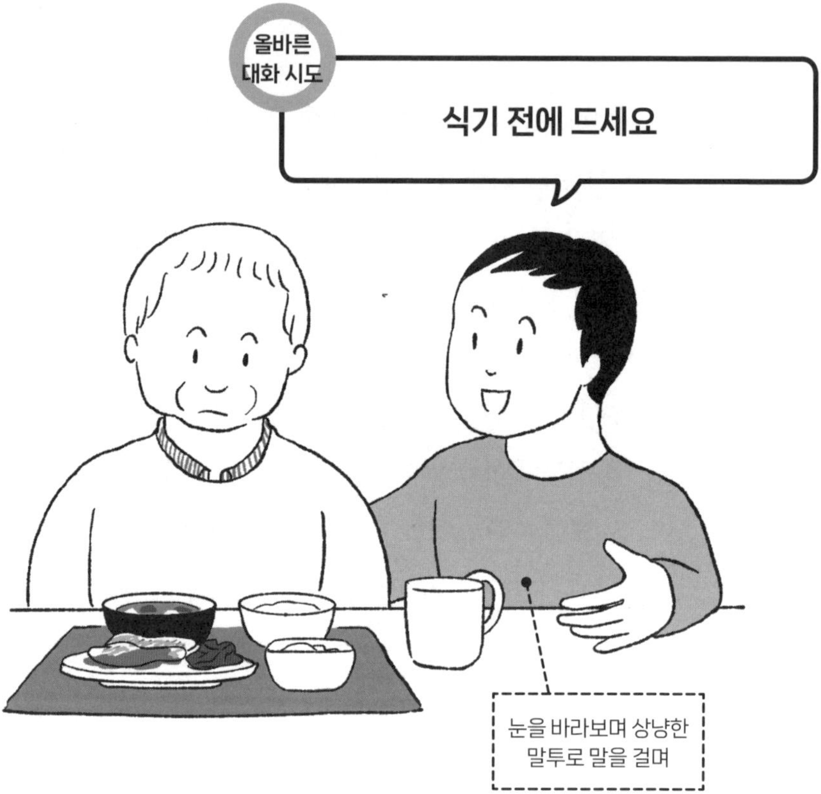

올바른 대화 시도

식기 전에 드세요

눈을 바라보며 상냥한 말투로 말을 걸며

올바른 대화 시도

 '입 안이 아픈가요?'

 '혹시 삼키기 힘든가요?'

제2장 '인지 기능을 향상시키는 대화 방식'의 80가지 힌트

대화 시도를 통해 대응&원인 규명
원인에 걸맞게 컨디션을 관리하고 환경도 정비해 봅시다

식사

모처럼 식사하는데 치매 환자가 음식에 손도 대지 않으면 참 난처하죠. 우선 치매 환자 곁에서 천천히 상냥한 말투로 '식기 전에 식사하세요'와 같이 대화를 시도하여 식사에 집중할 수 있도록 대응해 봅시다. 텔레비전 등에 신경이 쏠려 식사해야 한다는 사실을 잊고 있는 경우에는 이러한 대응을 통해 식사를 이어 나갈 수 있습니다.

이 밖에도 치매 환자가 식사하지 못하는 여러 이유가 있을 수 있습니다. 예를 들면 음식물이나 음료를 원활히 삼키지 못해 식사를 귀찮아하고 있을지도 모릅니다. 또, 변비나 복통 등의 컨디션 불량, 치통이나 구내염 등의 구강 내 질환이 있으면 식욕은 당연히 저하될 수밖에 없습니다. '입 안이 아픈가요?' 등 식사하지 못하는 이유를 묻고, 그 원인을 개선할 수 있으면 좋겠죠. 만약 젓가락 사용법을 잊어 당황하고 있는 것처럼 보인다면 숟가락처럼 다루기 쉬운 도구를 가져오는 등 자연스럽게 식사를 도와 봅시다.

NG '식사 중에는 텔레비전을 끌게요.'
→ 일방적으로 환자의 즐거움을 침범한다면 오히려 식사를 거부할 수 있습니다.

NG '잘 안 드시면 쓰러져요.'
→ 협박하지 맙시다! 식사 시간은 즐거운 분위기가 될 수 있도록 조성합시다.

잘못된 대화 시도

65

식사

식사는 끝났는데 '먹지 않았다' 라고 말할 때

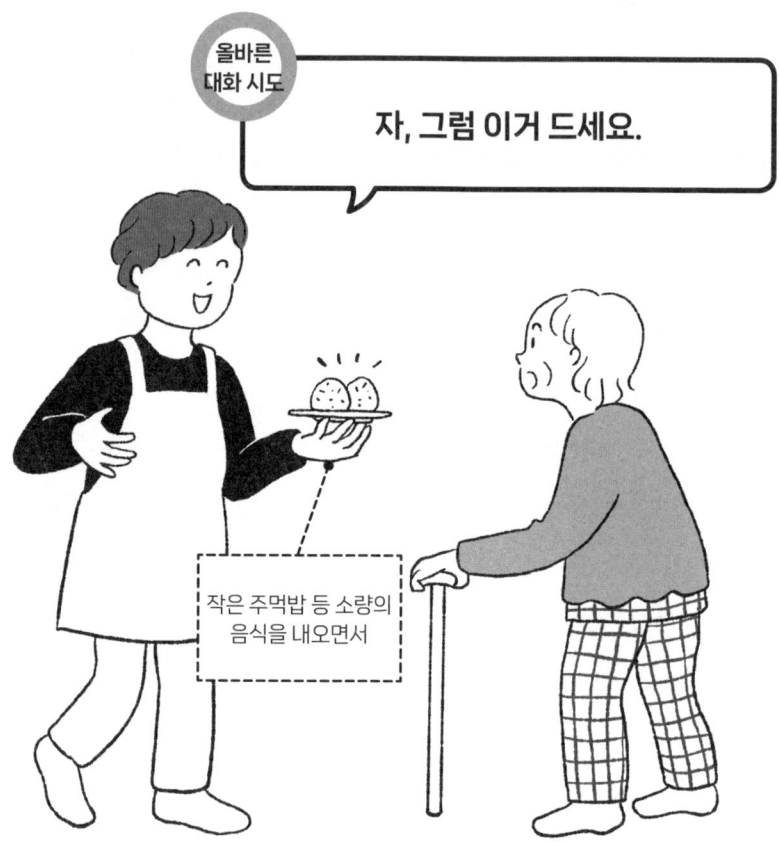

올바른 대화 시도

자, 그럼 이거 드세요.

작은 주먹밥 등 소량의 음식을 내오면서

올바른 대화 시도

○ **'죄송해요, 지금 만들어 드릴게요.'**
(라며 주방으로 들어간다)

○ **'가끔은 밖에서 맛있는 음식을 먹을까요?'**
(라며 주의를 다른 데로 돌린다)

제2장 '인지 기능을 향상시키는 대화 방식'의 80가지 힌트

그 자리에서 부정당하면 감정의 골만 깊어질 뿐!

식사했다는 기억과 포만감을 느끼지 못하므로 환자에게는 '사실'에 해당합니다

식사

치매에 걸리면 '식사했다는 사실 자체'를 기억하지 못하고, 만복 중추(식욕이나 갈증이 충족되면 음식물 섭취 욕구가 없어지게 하는 중추)도 제대로 작동하지 못하므로 '아무것도 먹지 못했다!' 라고 말하는 일이 종종 있습니다.

매일 음식을 추가해 주면 과식으로 이어질 수 있고, '아까 먹었잖아요!' 라고 부정해도 치매 환자는 이해하지 못합니다. 만약 치매 환자가 '먹지 않았다' 라고 말한다면 간병인은 상상력을 구사하여 능숙한 대화 시도를 통해 해당 상황을 빠져나와 봅시다.

우선 추천하는 대화 시도법은 '지금 준비하고 있으니 조금만 기다려 주세요' 라고 말한 후 일단 주방으로 가는 방법입니다. 치매 환자는 그 사이에 식사를 요구했다는 사실을 잊는 경우가 있습니다. '그러면 뭐 좀 사러 갈까요?' 라고 말하며 치매 환자에게 산책을 유도하는 것도 한 가지 방법입니다. 이 경우에도 산책하면서 식사에 대해 잊을 수 있고, 운동 부족도 해소되어 뇌에 좋은 자극을 줄 수 있습니다. 또, 소량의 식사나 차, 열량이 낮은 음식 등을 내오면서 '자, 드세요' 라고 말해 보는 것도 좋습니다. 음식을 제공받아 안심감을 느끼면 마음이 진정되어 '식욕'이 진정될 수 있습니다.

NG   **'아침 식사는 이미 했잖아요!'**
→ 부정해도 의미가 없습니다. 괴롭힘 당한다고 오해할 수 있습니다.

NG   **'그러다 배탈 나요.'**
→ 먹지 않았다고 생각하고 있으므로 소용이 없는 말입니다.

잘못된 대화 시도

식사

식사 중, 사레가 들렸을 때

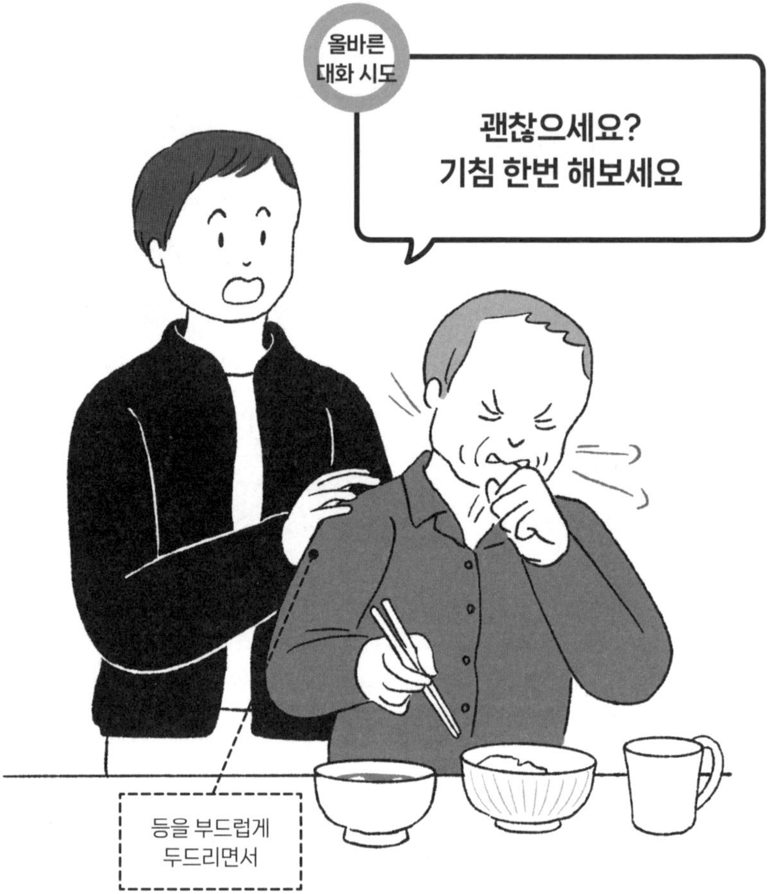

올바른 대화 시도

괜찮으세요?
기침 한번 해보세요

등을 부드럽게 두드리면서

올바른 대화 시도

○ '괜찮으세요? 채소가 너무 컸나요?'

○ '서두르지 말고 천천히 꼭꼭 씹어서 드세요.'

> 제2장 '인지 기능을 향상시키는 대화 방식'의 80가지 힌트

부드러운 대화 시도로 안심시키자

조리 방법 모색이나 자세 개선 등 구체적인 지원도 잊지 맙시다

식사

치매 환자는 식사 중에 제대로 수분을 취하지 못해 목이 막히거나 기관지에 음식물이 들어가면서 오연성 폐렴에 걸리는 경우가 많습니다. 만약 목이 막혔다면 '괜찮으니 천천히 기침 한번 해보세요' 라며 등을 톡톡 가볍게 두드려 줍니다.

혼내거나 마음을 조급하게 하는 대화 시도는 절대 금물입니다. 목이 막히는 사태를 피하기 위해 조리 방법을 모색하거나 아래 그림과 같이 올바른 자세로 식사하는 것도 중요합니다.

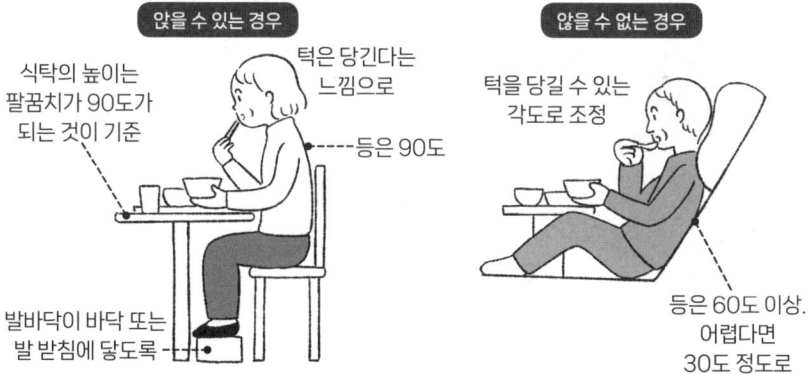

식사할 때는 상체를 세워서 머리를 약간 숙일 수 있는 자세가 되도록 합니다.

NG '얼른 드세요.'
→ 재촉하면 오연의 위험성이 높아집니다!

NG '제대로 안 씹으니까 그렇죠.'
→ 질책한다고 개선되지 않습니다. 조리 방식이나 자세를 연구해서 도와줘 봅시다.

잘못된 대화 시도

식사

절반 정도밖에 먹지 않을 때

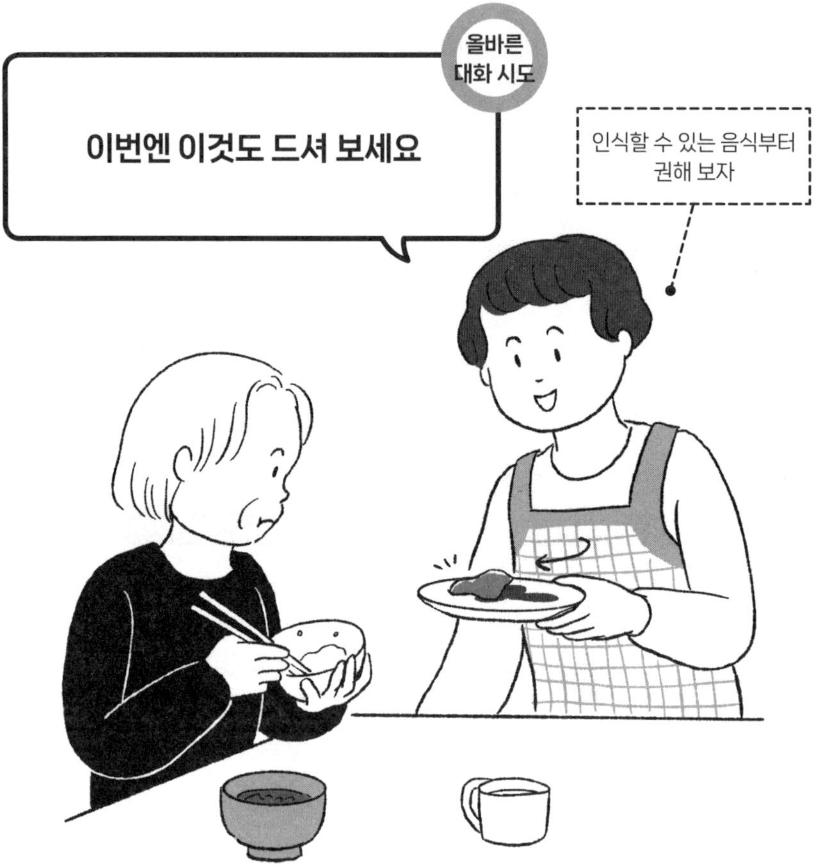

올바른 대화 시도

이번엔 이것도 드셔 보세요

인식할 수 있는 음식부터 권해 보자

올바른 대화 시도		
		'혹시 샐러드가 마음에 안 드세요?'
		'벌써 배부르세요?'

> 제2장 '인지 기능을 향상시키는 대화 방식'의 80가지 힌트

치매 증상 중 하나인 '편측 공간무시'일지도
음식을 남겼다고 질책하지 말고 정확하게 대처해 봅시다

접시 위 요리의 절반 정도를 그대로 남겨두었다……. 어쩌면 '편측 공간무시'라는 치매 증상 때문에 일어난 현상일 수 있습니다. 편측 공간무시란 방향을 통해 자극을 잡아내는 뇌의 부위에 위축 등이 일어나 생기는 장애를 말합니다. 눈으로는 보이는데 그 시각 정보를 뇌에서 잡아내지 못해 결국 없는 것과 똑같다고 판단하고 맙니다. 접시에서 절반 정도만 음식을 남기는 경우, 편측 공간무시로 인해 먹지 않는 부분의 시각 정보가 전달되지 않아 없다고 판단하고 있을 가능성이 있습니다.

편측 공간무시가 의심될 때는 그림을 그려 보라고 하면 금방 알 수 있습니다. 오른쪽 절반은 그리지 않는 등 뇌가 어떻게 시각 정보를 받아들이고 있는지를 알 수 있죠. 그림을 그려 보라고 할 때는 강요하지 말고 어디까지나 즐거운 오락의 일환으로 느낄 수 있도록 진행해 주십시오.

편측 공간무시라는 사실을 알게 되었다면 접시에 절반만 식사를 마친 단계에서 접시를 돌려서 인식할 수 있는 쪽으로 보여주면 정확히 도움을 줄 수 있습니다.

NG '입에 맞는 음식으로 가져올까요?'
→ 편측 공간무시인 경우에는 금물입니다. 편측 공간무시에는 그다지 도움이 되지 않는 방법입니다.

NG '제대로 다 드셔야죠!'
→ 질책하지 맙시다, 편측 공간무시로 인해 잘 보이지 않는다면 '전부 먹었다'라고 생각하고 있을 것이기 때문입니다.

잘못된 대화 시도

식사

음식물이 아닌 것을 **먹으려 할 때**

올바른 대화 시도

그건 상한 거 같으니 뱉어 볼까요?

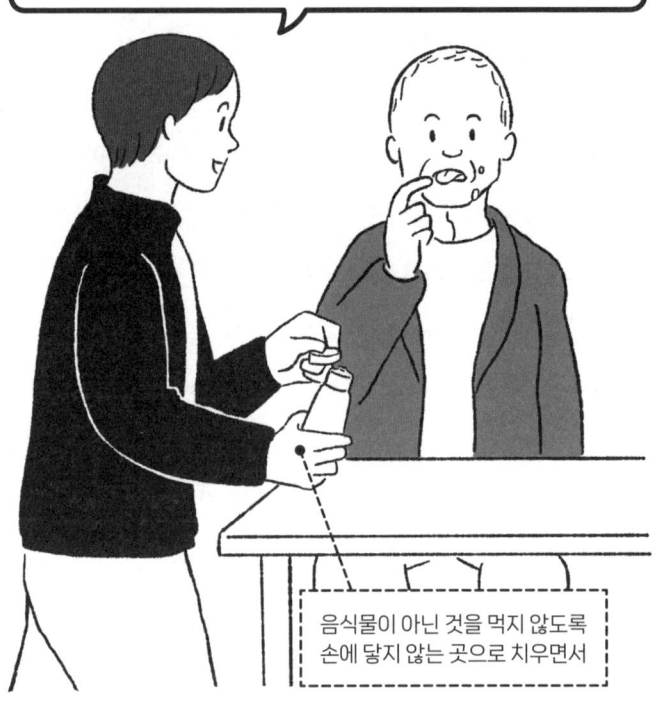

음식물이 아닌 것을 먹지 않도록 손에 닿지 않는 곳으로 치우면서

올바른 대화 시도

⭕ '그건 이제 치우고 차를 내올게요.'

⭕ '좋아하시는 과자를 사뒀어요. 지금 내올게요.'

제2장 '인지 기능을 향상시키는 대화 방식'의 80가지 힌트

스스로 뱉어내도록 유도

억지로 손으로 빼내려 하면 오히려 삼켜버릴 수 있어 위험합니다!

식사

먹어서는 안 되는 것을 입에 넣는 '이식증'. 자신도 모르게 당황해서 억지로 손으로 빼내려 할 수 있지만, 절대 해서는 안 되는 행동입니다. 손을 집어넣으면 오히려 목 안으로 이물질을 밀어 넣을 수 있고, 치매 환자로 하여금 '음식물을 빼앗는다' 라는 부정적인 인상을 심어줄 수 있습니다.

'그건 상했으니까' 라거나 '더 맛있는 게 있으니까' 라고 말하여 스스로 입에서 뱉어낼 수 있도록 대화를 시도해 주십시오.

이식증은 인지 기능의 저하나 불안, 스트레스, 컨디션 불량 등으로 인해 생겨납니다. 음식물이 아닌 것뿐만 아니라 간장 등의 조미료를 한 번에 마시기도 합니다. 대량 섭취가 위험한 식품이나 조미료도 있으니 주의가 필요합니다.

이식증을 미연에 방지하기 위해 치매 환자의 행동 범위에 '먹으면 안 되는 것'은 꺼내두지 말고 숨겨 둡니다. 또, 이식증은 공복일 때 증상이 나타나기 쉬우니 적절히 간식을 제공하는 방법도 효과적입니다. 스트레스로 인한 이식증을 방지하려면 취미나 특기 등의 시간을 늘려보는 것도 좋습니다.

NG **'먹으면 안 돼요!'**
→ 식사를 주지 않는다고 느껴 피해망상으로 이어집니다.

NG **'왜 그런 걸 먹는 거예요!'**
→ 증상으로 이해하고 냉정하게 대응합시다.

잘못된 대화 시도

식사

다른 사람의 음식을 먹으려 할 때

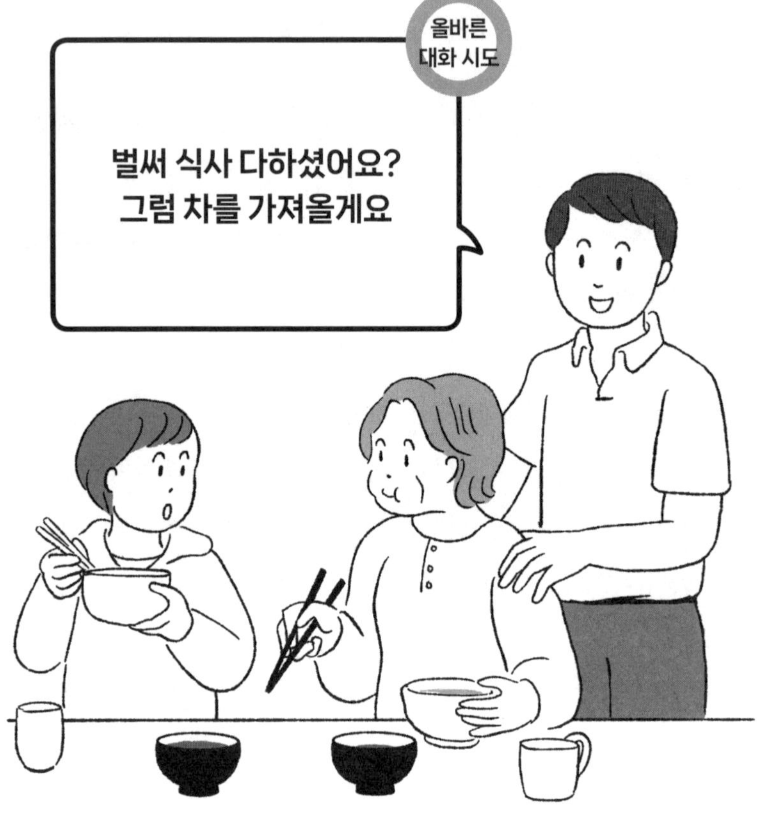

올바른 대화 시도

벌써 식사 다하셨어요?
그럼 차를 가져올게요

올바른 대화 시도

○ '어머, 모자랐어요? 음식 더 가져다드릴게요.'

○ '소화도 시킬 겸 마당에 잠시 나가 볼까요?'

> 제2장 '인지 기능을 향상시키는 대화 방식'의 80가지 힌트

'훔쳐 먹는다'고 질책하지 말고 곁에서 대화를 시도해 보자

식사 중에는 옆에 앉아 씹지 않고 삼키거나 빨리 먹지 않도록 부드럽게 주의를 줍니다

식사

자신의 분량이 아직 있거나 이미 다 먹었는데도 다른 사람의 식사에 손을 대는 '도식(盜食)'은 욕망이나 감정 억제가 제대로 작동하지 않게 되는 '탈억제' 때문에 발생하는데 이 또한 치매 증상 중 하나입니다.

도식과 함께 식사 속도가 너무 빠르거나, 음식을 씹지 않고 삼키고, 식사하다가 갑자기 일어나서 걷는 등의 증상도 나타납니다.

도식은 같이 사는 가족에게 치매 환자와 같이 밥 먹기 싫어지는 악영향도 줄 수 있어 걱정될 수밖에 없습니다. 이러한 사태를 방지하기 위해서라도 적절한 대화 시도 등으로 도식하기 힘든 환경을 갖추는 것이 중요합니다.

치매 환자의 옆에는 익숙한 간병인이 곁에서 도식의 징조가 보이면 '모자랐어요? 음식 더 가져다 드릴까요?', '식후에 디저트를 내올게요' 등과 같은 말로 주의를 다른 데로 돌려 봅시다. 또 식사 중에는 '천천히 드세요', '씹으면 씹을수록 맛있어요' 등과 같이 부드럽게 대화를 시도해 봅시다.

NG **'다른 사람 음식에 손대지 마세요!'**
→ 나쁜 행동이라는 자각이 없으니 무조건 화내지 맙시다.

NG **'본인 음식은 여기 있잖아요!'**
→ 화를 내지 말고 '여기에 아직 남아 있어요' 등과 같이 상냥하게 유도해 봅시다.

잘못된 대화 시도

식사

식사 전에 **손을 씻으려 하지 않을 때**

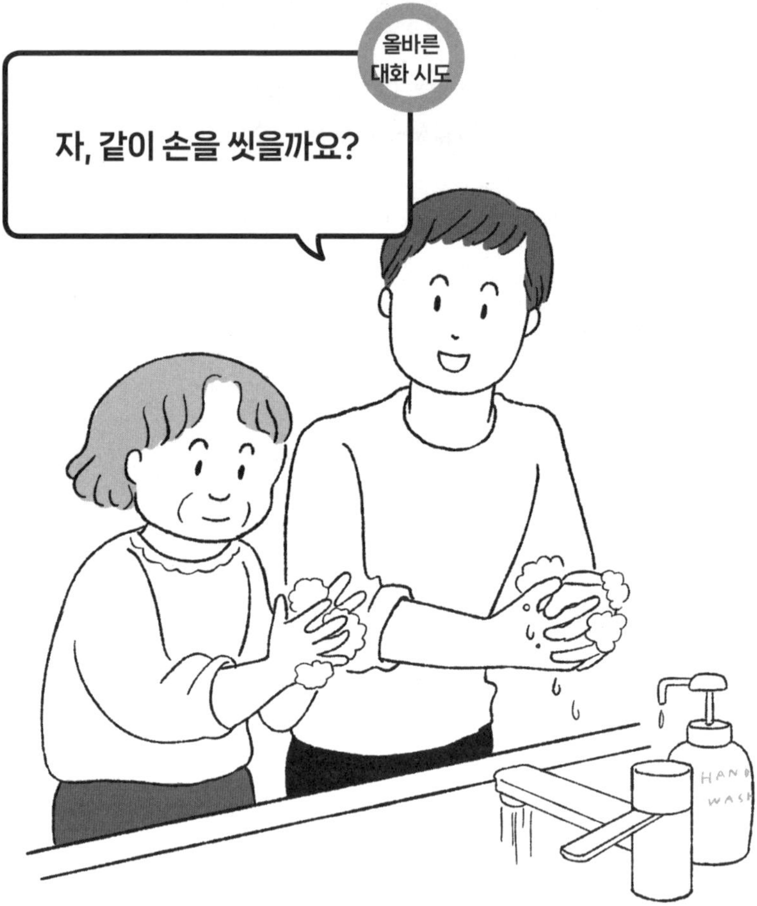

올바른 대화 시도

"자, 같이 손을 씻을까요?"

올바른 대화 시도	'세면대까지 같이 가 볼까요?'
	'손을 깨끗이 씻은 후에 식사할까요?'

제2장 '인지 기능을 향상시키는 대화 방식'의 80가지 힌트

다양한 상황에서 대화 시도를
'포스터 붙여두기', '같이 손 씻기' 등의 대처도 중요합니다

식사

예전부터 식사 전에 손 씻기가 습관인 분은 괜찮지만, 치매 환자에게 식사 전에 손을 씻게 하기는 아주 힘듭니다.

우선 '손 씻기' 습관을 들이기 위해 식사 전뿐만 아니라 주간 보호 센터에 들어가기 전에, 반려동물을 만지고 난 후에, 귀가한 후 등, 다양한 상황에서 대화를 시도하여 손 씻기를 권해 봅시다. '세면대까지 가기 귀찮다' 라거나 '매번 손 씻기 싫다' 라고 하는 경우에는 간병인도 같이 세면대까지 가줍니다. '먼저 손을 적신 후에 비누로 문지르며 닦으면 돼요' 등과 같이 시범을 보여주면서 밝은 목소리로 알려줍니다. 손 씻기를 즐거운 시간으로 인식하게 된다면 긍정적인 정동으로 남아 손 씻기를 거부하지 않을 가능성이 큽니다.

또, '식사 전에는 손을 씻읍시다' 라고 큰 글씨로 쓴 포스터를 붙여두는 것도 한 방법입니다. 이렇게 다양한 방법을 시도해 봐도 손 씻기를 거부하는 치매 환자에게는 손소독젤 등을 대신 사용해 봅시다.

NG '손을 꼭 씻어야 한다니까요!'
→ 화를 낸다고 개선되지 않습니다. 손 씻는 행위가 혼나는 일이라고 오인하게 될 수 있습니다.

NG '다른 사람들은 할 수 있는데 왜 못 하는 거예요?'
→ 다른 사람과 비교해도 아무런 의미가 없습니다. 안 좋은 감정만 남을 뿐입니다.

잘못된 대화 시도

대소변 실수

화장실에 가고 싶어 할 때

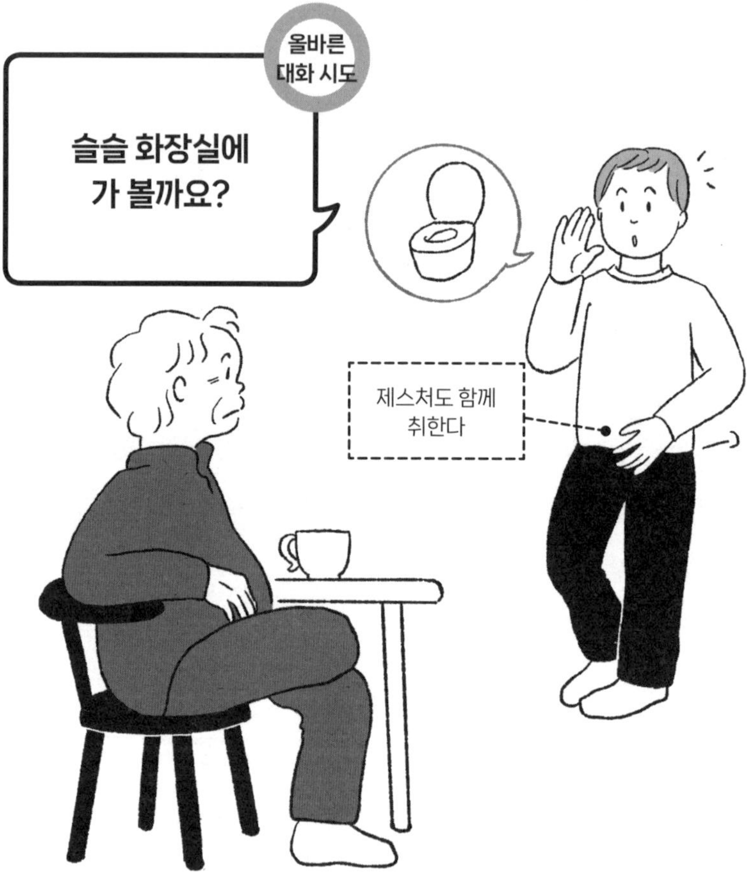

올바른 대화 시도

슬슬 화장실에 가 볼까요?

제스처도 함께 취한다

| 올바른 대화 시도 | ○ '잘 주무셨어요? 화장실에 가서 잠을 깨워 볼까요?' |
| | ○ '저도 화장실에 가고 싶어서 그런데요, 같이 가 주실 수 있을까요?' |

제2장 '인지 기능을 향상시키는 대화 방식'의 80가지 힌트

억지로 화장실에 데려가지 않는다!
'같이 갈까요' 등 부드러운 말투로 유도합시다

대소변실수

치매 환자를 화장실로 데려갈 때는 말과 함께 제스처도 취해 주면 효과적입니다.

'화장실에 가 볼까요?'(남성 환자라면 간병인이 자신의 사타구니 쪽을 툭툭 친다. 여성 환자라면 사타구니를 양손으로 감싸는 듯한 제스처를 취한다)'.

만약 화장실에 가고 싶어 하는 것처럼 보이는데도 '가고 싶지 않다!' 라고 말할 때는 '제가 화장실에 가고 싶어서 그런데요. 같이 가 주실 수 있을까요?' 등과 같이 '저를 위해서 부탁드릴게요' 라는 뉘앙스로 이야기해 봅시다.

또, 대소변 실수를 방지하기 위해 생활 속 다양한 상황에서 화장실로 유도해 보는 것도 좋습니다. 아침에 일어났을 때, 외출 전, 목욕 전, 취침 전 등에 '일어나셨어요? 자, 화장실에 가서 잠을 깨워 볼까요?', '외출하기 전에 화장실 좀 다녀올게요. 할머니도 같이 가실래요?' 라고 이야기해 봅시다.

이때 억지로 강요하거나 윗사람이 지시하는 듯한 대화 방식은 금물입니다. 가능한 한 온화한 말투로 자연스럽게 대화를 시도할 수 있도록 의식해 봅시다.

NG '왜 화장실도 못 가는 거예요!'
→ 갈 수 있었다면 이미 혼자서도 갔을 것입니다. 자존심이 상하지 않도록 합시다!

NG '얼른 가지 않으면 바지에 실수할 거예요.'
→ 협박하지 맙시다. 배설 이야기는 수치스러운 일로 인식하게 됩니다.

잘못된 대화 시도

79

| 대소변 실수 |

화장실에 가지 않거나 잘 사용하지 못할 때

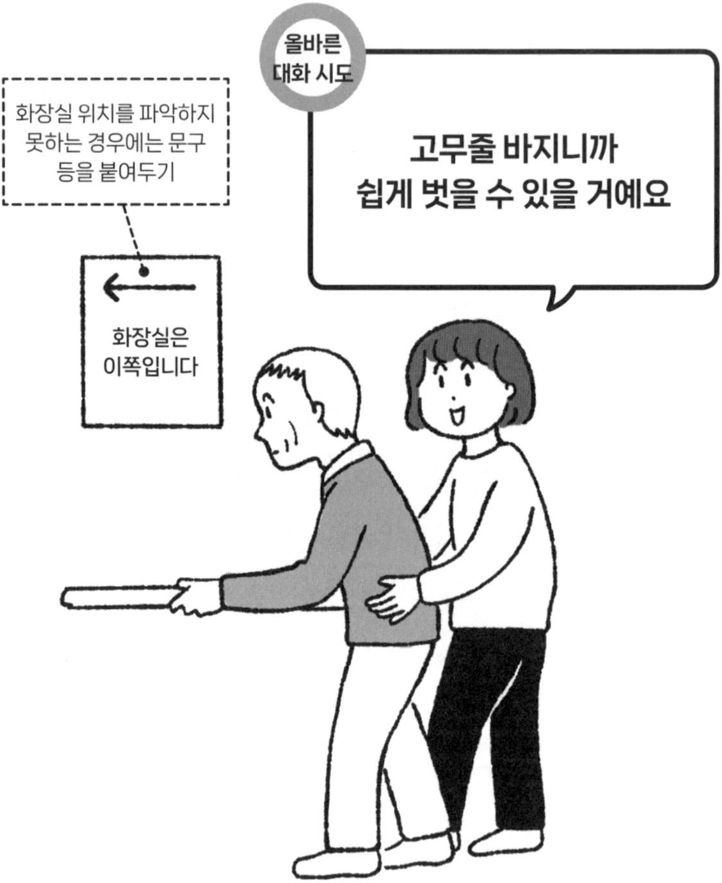

올바른 대화 시도

화장실 위치를 파악하지 못하는 경우에는 문구 등을 붙여두기

← 화장실은 이쪽입니다

"고무줄 바지니까 쉽게 벗을 수 있을 거예요"

올바른 대화 시도

○ '도와드릴 테니 걱정하지 마세요.'

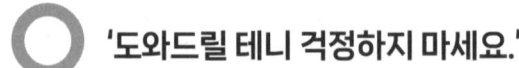

○ '누구나 실수하곤 해요! 사실은 저도…….'

제2장 '인지 기능을 향상시키는 대화 방식'의 80가지 힌트

기저귀는 가능한 한 멀리해 보자!

스스로 대소변을 처리할 수 있도록 대화 시도를 통해 도와줍시다

대소변실수

단순히 '대소변 실수를 했다고 기저귀를 차는 게 낫겠다' 라고 생각하지 말고 치매 환자가 스스로 화장실에서 대소변을 처리할 수 있도록 도움을 줍시다.

가능한 한 오랫동안 스스로 대소변을 처리하면 인지 능력 저하를 방지하는 효과도 기대할 수 있습니다. 동시에 스스로 대소변을 조절할 수 있게 되면 '기저귀를 차지 않아도 된다=대소변으로 타인에게 폐를 끼치지 않아 자존감과 자존심을 지킬 수 있다=안심감과 자신감이 생김'으로써 치매 환자에게 긍정적인 효과를 줄 수 있습니다.

만약 치매 환자가 화장실에 가고 싶어 하는 징후가 포착된다면 '화장실에 같이 갑시다' 라고 말을 걸어 보십시오. '혼자서 할 수 있어!' 라고 말한 후에 혼자 화장실에 들어갔지만, 난처해하는 환자에게는 '괜찮으세요? 도와 드려도 될까요?' 라고 말하며 도움의 손길을 내밀어 봅시다.

만약 화장실 위치를 헷갈려 하는 경우에는 집안 곳곳에 큰 글씨로 '화장실은 이쪽→' 등과 같은 문구를 붙여 두는 것도 좋은 방법입니다.

NG '이제는 기저귀를 차는 게 낫겠네요.'
→ 스스로 처리할 수 있는 행동도 간병인의 편의 때문에 '만들어진 장애'가 생길 수 있습니다.

NG '어휴. 또 실수했어요?'
→ 치욕스럽다는 생각에 간병인과의 신뢰 관계가 무너질 수 있습니다.

잘못된 대화 시도

81

대소변 실수

배설 실수를 했을 때

올바른 대화 시도

괜찮아요
금방 깨끗하게 해드릴게요

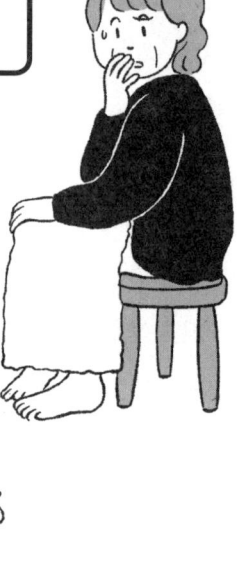

올바른 대화 시도

 '신경 쓰지 마세요! 이번에는 입고 벗기 편한 바지로 입혀드릴게요.'

 '개운하시죠? 변비 기운이 있었는데 나와서 다행이네요!'

> 제2장 '인지 기능을 향상시키는 대화 방식'의 80가지 힌트

수치심을 얼마나 누그러뜨릴 수 있는가

부정적인 사고는 환자를 어떻게 대하느냐에 따라 완화할 수 있습니다

대소변 실수

치매 환자의 대소변 실수는 증상 중 하나……라고 생각하면 간단하지만, 치매 환자 입장에서는 받아들이기 힘든 현실입니다. 치매 중기까지는 대소변 실수를 한 자신에게 충격을 받고 눈물을 흘리는 환자도 있습니다.

노화에 따른 대소변 실수와 달리 치매 환자는 화장실 위치를 파악하지 못하거나 바지 지퍼를 내리지 못하는 등 인지 능력 장애가 원인이 되어 대소변 실수를 저지릅니다. 그 수치심과 한심함은 마음 깊이 상처가 됩니다. 더구나 스스로는 조절할 수 없는 대소변 실수를 주변에서 질책하기라도 한다면…… 상상할 수 없을 만큼의 상처를 입을 수 있습니다. '괜찮아요', '신경 쓰지 마세요' 등과 같이 위로되는 말이나 '개운하시죠?', '변비였는데 나와서 다행이네요', '벌써 다 치웠어요' 등과 같이 긍정적으로 표현해 봅시다. 또, 화장실까지의 안내 문구를 크게 표시하기, 입고 벗기 편한 옷을 입히기, 정기적으로 화장실로 유도하기 등 대소변 실수를 방지할 방안을 모색해 봅시다.

NG ❌ **'그러니까 아까 갔으면 좋았잖아요!'**
→ 화장실까지 따라가는 등, 실수하지 않도록 도와줍시다.

NG ❌ **'으악, 더러워!'**
→ 치매 환자의 입장에서 생각해 봅시다. 수치스러움이라는 감정은 남아 있습니다.

잘못된 대화 시도

대소변 실수

대소변 실수로 더러워진 옷을 **숨겼을 때**

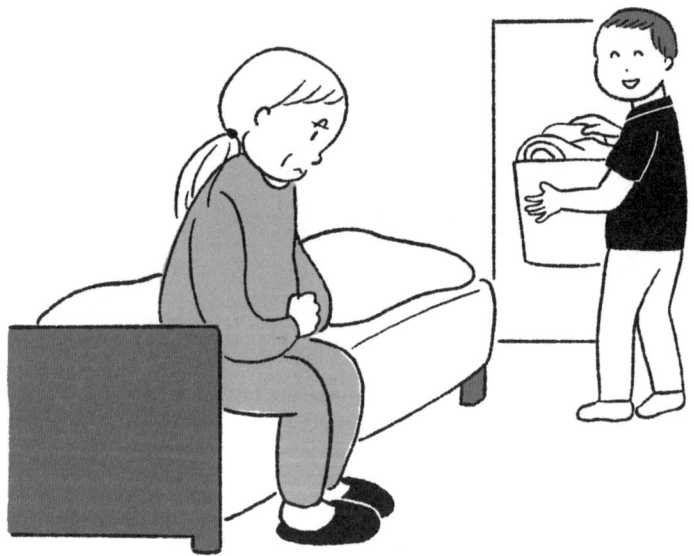

올바른 대화 시도

> 숨기지 않아도 괜찮아요
> 누구에게나 있을 수 있는 일이니까요

올바른 대화 시도

 '더러워진 속옷은 세탁 바구니에 넣어주세요.'

 '오늘은 날씨도 좋으니 금방 씻어서 말릴게요.'

> 제2장 '인지 기능을 향상시키는 대화 방식'의 80가지 힌트

'상냥함과 평상심'을 유념하자

치매 환자의 수치심과 당신을 향한 배려를 최대한 존중합시다

'어째서 더러워진 속옷을 굳이 숨겼을까?' 라고 생각할지 모르지만, 만약 우리가 대소변 실수를 저질러 속옷이 더러워지면 어떨까요? '앗, 이런!'이라는 생각이 들며 몸을 잔뜩 움츠린 채로 그 누구에게도 알려지지 않길 바랄 것입니다.

치매 환자도 마찬가지입니다. 자존심에 깊은 상처를 입고, '사실을 인정하고 싶지 않다' 라거나 '누군가에게 들키면 창피할 것이다' 라고 느끼게 됩니다. 하지만 '인지 능력의 저하 때문에 스스로 세탁하지 못하니 숨기자' 라는 생각으로 이어지게 되는 것이죠.

또, '간병인을 번거롭게 하고 싶지 않다' 라는 마음에서 더러워진 옷을 숨기기도 합니다. 즉, 더러워진 옷을 숨기는 행동은 치매 환자 나름의 배려인 셈입니다.

더러워진 옷을 찾으면 심하게 질책하거나 유난스럽게 소란을 피우지 말고, 대화 시도의 예시와 같이 상냥한 말투로 말을 걸어서 안심시켜 봅시다. 이 대화 시도가 이후의 간병도 원활히 진행할 수 있게 해줄 것입니다.

대화를 시도하면서 자연스럽게 더러워진 옷을 회수합니다. 그때 '으악, 더러워!' 라는 말이 튀어나오지 않고, 표정에도 드러나지 않도록 주의해야 합니다.

대소변 실수

NG '왜 더러워진 옷을 숨긴 거예요?'
→ 질책하지 맙시다, 당신(간병인)을 생각해서 한 행동일지 모릅니다.

NG '또 옷에 지린 거예요······?'
→ 치욕은 존엄성을 훼손시킵니다.

잘못된 대화 시도

대소변 실수

자신의 변을 **벽이나 방바닥에 묻히려고 할 때**

> 올바른 대화 시도
>
> 금방 알아차리지 못해서 미안해요

올바른 대화 시도

○ '지금 깨끗하게 치워드릴게요.'

○ '우선 손부터 닦을까요?'

제2장 '인지 기능을 향상시키는 대화 방식'의 80가지 힌트

화를 낸다고 재발 방지에 도움이 되지 않는다

**당연히 놀랄 수밖에 없겠지만, 감정에 휩쓸리지 말고
냉정히 원인을 파악해 봅시다**

대소변실수

기저귀 속에 손을 넣어 자신의 변을 만지거나, 그것을 벽이나 바닥에 묻히려 하거나, 때로는 얼굴에 바르기도 하는데…… 이러한 행위를 '농변(弄便)'이라고 합니다. 치매에서 흔히 볼 수 있는 증상이죠.

농변에는 다양한 원인이 있지만, 기저귀가 불편해서 자신의 변을 처리하려다가 손에 변이 묻었는데 막상 대처법을 알지 못해 벽이나 옷에 묻히는 것으로 예측하고 있습니다. 또, 치매 환자는 냄새를 감지하기 힘들어지므로 변으로 인식하지 못할 가능성도 있습니다. 즉, 놀이나 장난으로 하는 행동이 아니라는 뜻입니다. 농변 현장을 본 간병인은 놀라서 바로 화를 낼 수 있지만, 가능한 한 감정적으로 대처하지 말고 냉정한 대화 시도로 대응해야 합니다.

우선은 오염 범위가 더 넓어지지 않도록 손에 묻은 변을 닦아내고 깨끗이 씻어냅니다. 그리고 나중에도 발생할 수 있으니, 바닥 위에 비닐 시트를 까는 등 청소하기 쉽도록 방안을 모색해 봅시다.

NG   **'뭐 하는 거예요!'**
→ 심하게 화를 내면 공포심에 위축될 수 있습니다.

NG   **'할머니가 이상해졌어…….'**
→ 수치심이나 괴로움과 같은 슬픈 '정동'을 느낄 수 있습니다.

잘못된 대화 시도

건강 관리

몸 상태가 안 좋을 때

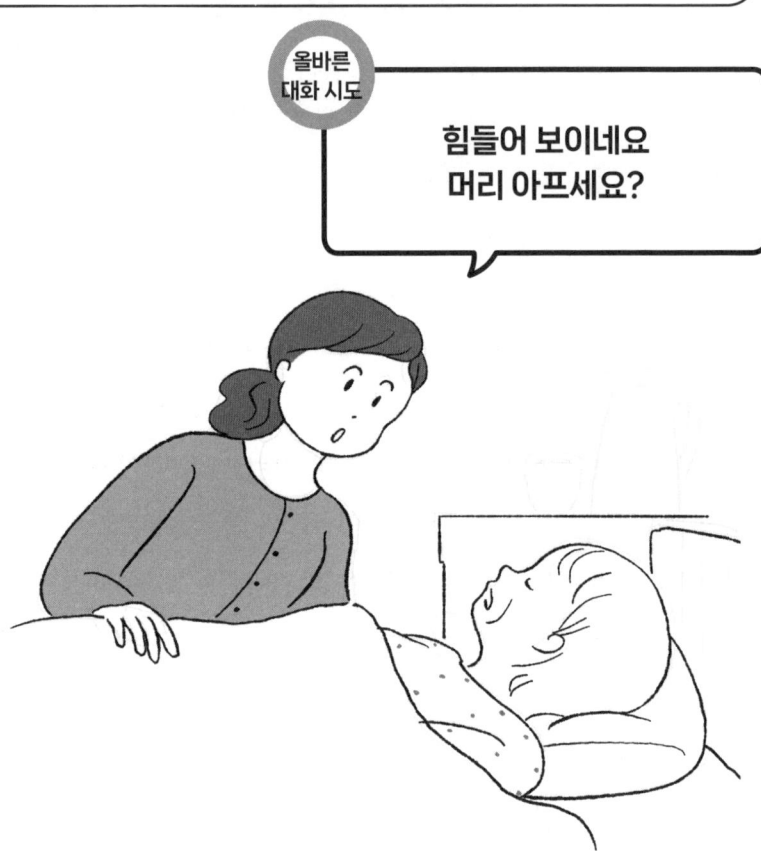

올바른 대화 시도

힘들어 보이네요 머리 아프세요?

올바른 대화 시도	⭕	(등을 어루만지며) '토할 거 같으세요?'
	⭕	'괴로워 보이네요, 지금 침실로 모셔다드릴게요.'

> 제2장 '인지 기능을 향상시키는 대화 방식'의 80가지 힌트

핵심을 파악해서 신속히 대화를 시도해 보자

'네 또는 아니요'로 대답할 수 있는 질문으로 증상을 파악합니다

몸 상태가 안 좋아 보이는 치매 환자에게 대화를 시도할 때는 '네' 또는 '아니요'로 대답할 수 있는 질문을 던지는 것이 중요합니다.

예를 들어 요통으로 의자에 앉기 힘들어져 잠깐 눕고 싶어서 한숨을 쉬는 치매 환자에게 말을 걸 때.

'○○ 씨, 힘들어 보이네요. 배 아프세요?' ➔ '아니요' ➔ '허리가 아프세요?' ➔ '네' ➔ '의자에 앉기 힘드세요?' ➔ '네' ➔ '잠시 누우시겠어요?' ➔ '네' ➔ '알겠어요. 그러면 침대까지 모셔다드릴게요.'

'어디가 아프세요?', '몸 상태가 안 좋으면 알려주세요.' 이런 말을 들어도 치매 환자는 구체적으로 어디가 불편한지 표현하기 힘듭니다. '이 사람은 도와주지도 않는 사람이야', '이런 사람에게 간병 받고 싶지 않아' 라고 생각할지 모릅니다. 잘 관찰하고 배려하더라도 대화 시도의 핵심을 벗어나면 신뢰 관계를 구축하지 못할 수 있으니 주의하시기 바랍니다!

NG 잘못된 대화 시도
'어디가 불편하세요?'
'괜찮으세요?'
'아픈 부위가 있으면 알려 주세요.'
➔ 네 또는 아니요로 대답할 수 없는 질문입니다.

건강 관리

특정 신체 부위가 아파 보일 때

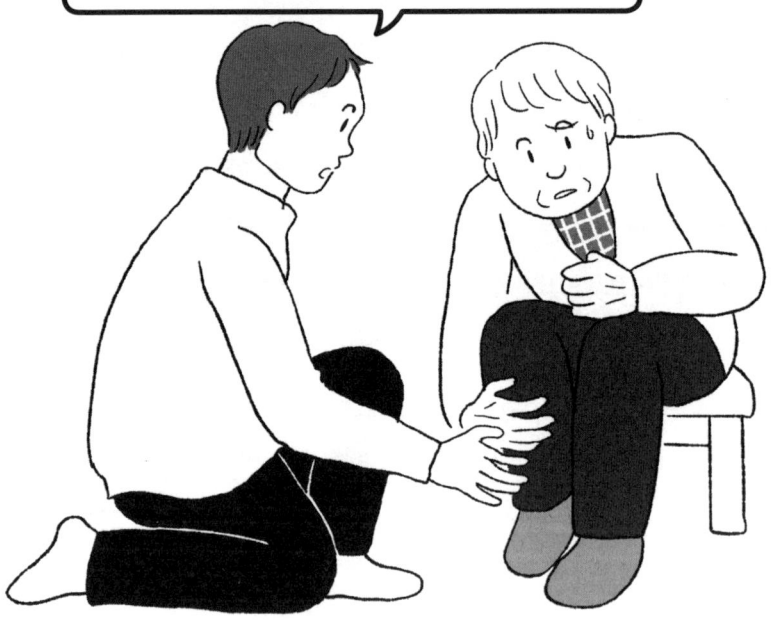

"다리가 불편하세요?
잠시 만져봐도 될까요?"

올바른 대화 시도

올바른 대화 시도

 '걷기 힘들어 보이네요, 다리가 불편하세요?'

 '괜찮으세요? 얼마 전에 접질린 발목이 아프세요?'

제2장 '인지 기능을 향상시키는 대화 방식'의 80가지 힌트

전신의 상태도 동시에 체크!
지금까지의 병력까지 고려해서 구체적으로 질문합시다

건강관리

치매의 대표적인 증상에 '실어'가 있습니다. 육체적인 문제는 없는데 말하기, 듣기, 쓰기, 읽기에 지장을 주는 증상을 말합니다.

실어로 인해 제대로 자신의 상황을 전달할 수 없는 경우가 많으므로 치매 환자가 어딘가 불편해 보인다면 신속히 먼저 대화를 시도해서 불편한 부위나 그 원인을 찾아봅시다. 이때 막연히 '어디가 아프세요?' 라고 질문하지 말고 '배가 아프세요?' 등과 같이 '네 또는 아니요'로 대답할 수 있는 형식으로 질문하는 것이 중요합니다.

말로 확인함과 동시에 안색, 표정, 보행, 팔을 들고 내리기, 서 있는 모습, 묘하게 답답해하거나 목소리가 작지 않은지도 확인해 보십시오. 또 식사량이나 배설 횟수도 몸 상태를 파악하기 위한 중요한 단서가 됩니다.

통증이 있는 부위를 알더라도 아무 말 없이 만져서는 안 됩니다. 환자가 놀랄 수도 있기 때문입니다. '잠시 만져봐도 될까요?' 라거나 '잠시 괜찮으실까요?' 등과 같이 반드시 미리 허락받은 후에 만지기 바랍니다.

NG | '다리가 불편해 보이는데 어디에 부딪혔어요?'
→ 기억이 소실되어 제대로 대답할 수 없을 가능성이 큽니다.

NG | (양해도 구하지 않고) '이 주변이 아파요?'
→ 먼저 제대로 양해를 구한 후에 만지기 바랍니다.

잘못된 대화 시도

건강 관리

잠을 푹 자지 못했을 때

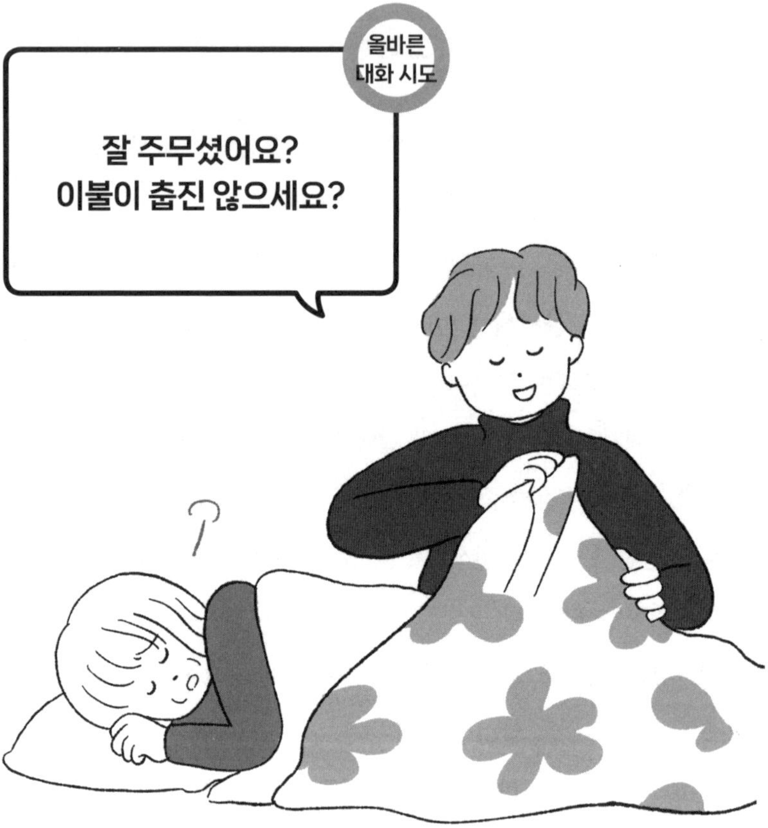

올바른 대화 시도

잘 주무셨어요?
이불이 춥진 않으세요?

올바른 대화 시도	○ '안녕히 주무세요. 무슨 일 있으면 언제든지 불러 주세요.'
	○ '따뜻한 우유라도 가져다드릴까요?'

92

제2장 '인지 기능을 향상시키는 대화 방식'의 80가지 힌트

질책 대신 대화 시도로 숙면의 길로 인도해 보자
낮 동안의 운동 부족 해소 등을 통해 숙면도 동시에 유도해 봅시다

건강관리

누구나 이유를 알 수 없이 잠을 자지 못할 때가 있습니다. 이불이 무겁거나 차가운 등의 침구 문제, 너무 춥거나 더운 방 안 공기, 낮에 스트레스 받았던 일 등, 원인은 다양합니다.

이러한 원인은 치매 환자에게도 해당하는 사항이니 어떤 문제점이 있는지 찾아봅시다. '에어컨 바람, 안 추우세요?'처럼 네 또는 아니요로 대답할 수 있도록 간단한 질문을 던집니다.

'화장실에 가 볼까요?', '따뜻한 우유라도 마셔 보시겠어요?' 등 기분 전환을 시켜보는 것도 한 가지 방법입니다. 그리고 '또 잠 못 자면 어떡하지' 라고 불안해하는 환자에게는 '무슨 일이 있으면 언제든지 말해 주세요' 라는 말만으로도 숙면에 도움이 됩니다.

또한 특히 컨디션 불량도 아닌데 잠들지 못하는 날이 계속된다면 산책이나 체조하는 습관을 들일 수 있도록 낮에 몸을 움직이는 일정을 짜 봅시다.

NG '지금이 몇 시인지 아세요?'
→ 질책하더라도 문제는 해결되지 않습니다.

NG '얼른 안 주무시면 주간 보호 센터에 못 가요.'
→ 협박하지 맙시다! 관계성만 악화됩니다.

잘못된 대화 시도

건강 관리

울적해할 때

올바른 대화 시도

'○○ 님이 세상을 떠나면 전 정말 슬플 거예요'

등을 어루만지는 등 스킨십도 동시에

올바른 대화 시도

 '저에게 의지하셔도 돼요, 무엇이든지 말씀해 주세요.'

 '할머니가 여기에 계신 것만으로 전 정말 기뻐요.'

제2장 '인지 기능을 향상시키는 대화 방식'의 80가지 힌트

삶의 의욕을 회복시키는 것이 무엇보다 중요
'당신이 있어서 다행이다', '없으면 곤란하다' 라고 말해 주십시오

건강관리

지금까지 아무렇지 않게 할 수 있었던 일을 하지 못하게 되어 불안해지고, 기억이 사라져 가족의 얼굴도 못 알아보는 일이 벌어진다면 누구나 불안과 공포로 가득 차 우울해질 수 있습니다. 마음이 가라앉으면 일상생활에 지장이 생기고 맙니다. 치매를 악화시키기만 할 뿐인 이 악순환은 얼른 끊어내야만 합니다.

치매 환자가 울적해 하면 '죽는 게 낫겠다' 라는 말을 많이 합니다. '근데 할머니가 안 계시면 슬프고 싫어요' 라며 등을 어루만져 줘도 큰 위안을 받을 수 있습니다…….

아무리 인지 능력이 저하하더라도 정동은 사라지지 않습니다. 기쁨이나 즐거움 등의 긍정적인 정동에는 우울한 마음을 없애주는 힘이 있습니다. 또, 치매 환자의 장점이나 도와줘서 기뻤던 일 등 긍정적인 화제를 제공하여 대화를 통해 기분이 밝아질 수 있도록 해줍시다.

NG '네, 네. 기운 내세요!'
→ 공감해 주지 않으면 절망합니다.

NG '약 드시겠어요?'
→ 안이하게 약을 권하지 맙시다.

잘못된 대화 시도

건강 관리

집에만 있으려고 할 때

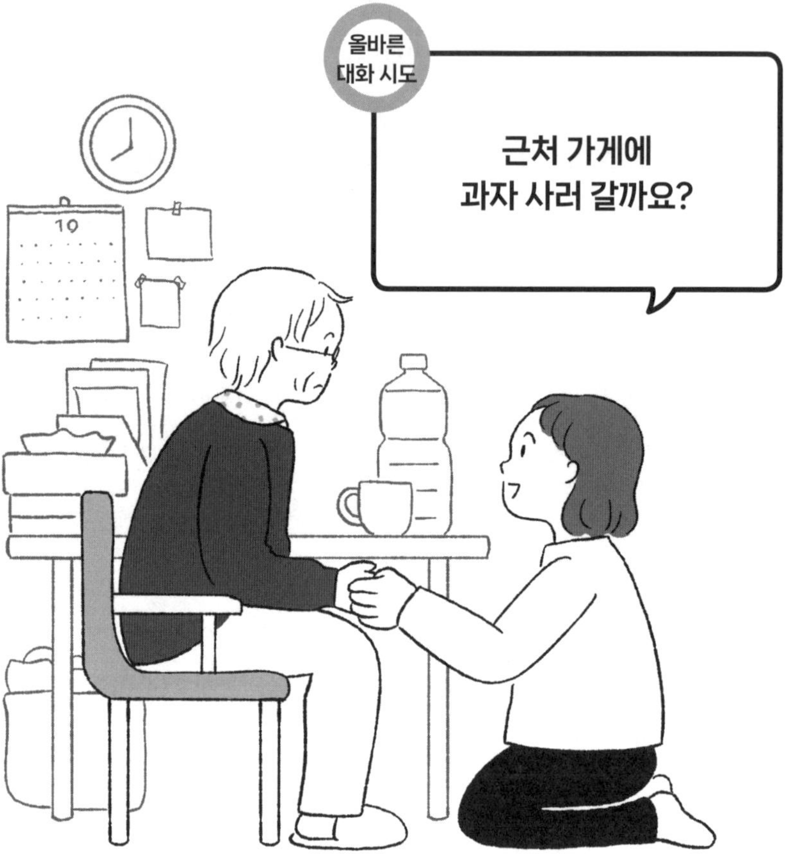

올바른
대화 시도

근처 가게에
과자 사러 갈까요?

올바른 대화 시도	'그 주간 보호 센터, 음식이 맛있다고 소문났대요!'
	'자, 이 모자 선물이에요! 산책 나갈 때 쓰세요.'

나가기 싫은 원인은 무엇인가?

인지 기능 저하 방지를 위해서라도 원인에 맞게 대화를 시도해 봅시다

치매에서는 배회 등과 같이 외출이 문제시될 때가 많지만, 집에만 있으려는 경우도 적지 않습니다. 아예 집 밖으로 나가지 않으면 두뇌 자극이 줄어들어 치매가 진행함과 동시에 하반신이 약해져 누워서만 지낼 위험성이 높아집니다.

잠깐만 산책을 다녀와도 소리, 사람, 경치 등이 다양한 자극을 줄 수 있어 인지 기능 개선에 좋은 효과가 있습니다. 또 걸으면 혈액순환이 좋아져 근육도 적당히 단련할 수 있어 인지 기능 저하 예방에도 도움이 됩니다.

능숙한 대처를 통해 치매 환자가 외출할 계기를 만들어 봅시다. 몸단장하기 힘들어하거나, 귀찮다고 주저하고 있다면 '제가 도와드릴게요', 대소변 실수를 걱정하고 있다면 '외출할 때는 기저귀를 찰까요?', 거동이 불안정해서 걱정하고 있다면 '제가 도와드릴 테니 걱정하지 마세요'라고 말해 봅시다.

잘못된 대화 시도

NG '계속 누워서 지내고 싶어요?'
→ 화를 내도 떨쳐 일어나지 못합니다. 슬픔이나 분노가 솟구쳐 역효과가 납니다.

NG '안 나가겠다는 거죠? 그럼 집 지키고 계세요.'
→ 치매 환자를 혼자 두면 위험합니다.

건강 관리

담배나 술을 끊지 못하고 **의존할 때**

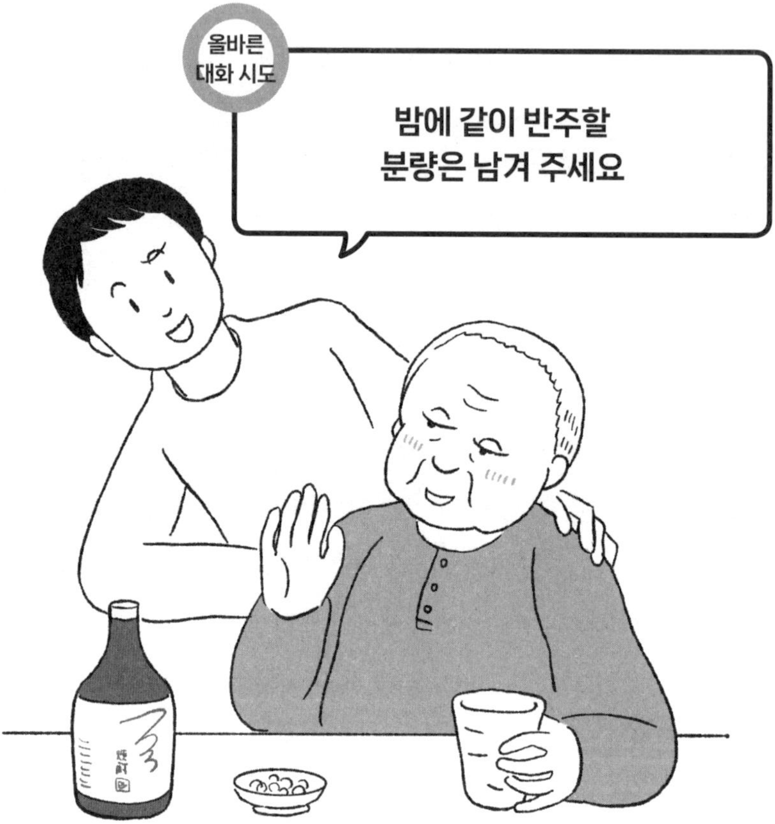

> **올바른 대화 시도**
> 밤에 같이 반주할 분량은 남겨 주세요

올바른 대화 시도

○ '담배 개수를 조금 줄여 볼까요?'

○ '친구분들이 많이 있는 주간 보호 센터에 가 볼까요?'

갑자기 '전면 금지' 시키기는 힘들다

고독감을 느끼지 않도록 대처&필요에 따라 의료진의 손길을 빌립시다

치매의 종류 중에 '알코올성 치매'가 있습니다. 오랫동안 알코올을 대량 섭취하면 고혈압이나 고지혈증, 더 나아가 뇌혈관 장애 등이 발생합니다. 또 과도한 음주는 뇌를 위축시켜 치매를 진행하게 만듭니다.

담배는 중요한 뇌혈관을 위축시킬 뿐만 아니라 화재 위험성 문제도 있습니다. 그러니 대량의 음주와 흡연은 되도록 피하는 것이 좋겠죠. 특히 알코올 의존이나 담배로 인한 호흡기 질환, 니코틴 의존이 명백한 경우에는 의료진의 손길에 의존해 봅시다. 하지만 그 정도까지는 아니라면 '오늘부터 전면 금지!' 라고 말하더라도 그만두지 않을 것이고, 잘못 말했다가 싸움까지 날 수 있습니다.

'건강이 걱정돼요. 양(개수)을 조금을 줄이면 안 될까요?' 정도로 이야기해 봅시다. 또, 대량 음주나 흡연은 고독감 때문에 하는 경우도 많습니다. '혼자 드시지 말고, 나중에 같이 반주로 함께 마셔요' 등과 같이 고독감을 없애줄 수 있도록 대처해 봅시다.

NG   '또 대낮부터 술 마셔요?'
→ 화를 내거나 부정하지 않는 것은 기본 중에 '기본'입니다.

NG   '이미 의존증이에요.'
→ 따지고 나면 간병인은 기분이 풀릴지 몰라도 환자는······.

건강 관리

환각으로 두려움에 떨 때

올바른 대화 시도: **그것참 무서우셨겠어요**

치매 환자에게 다가가 상대의 눈높이에 서서 대화 시도를

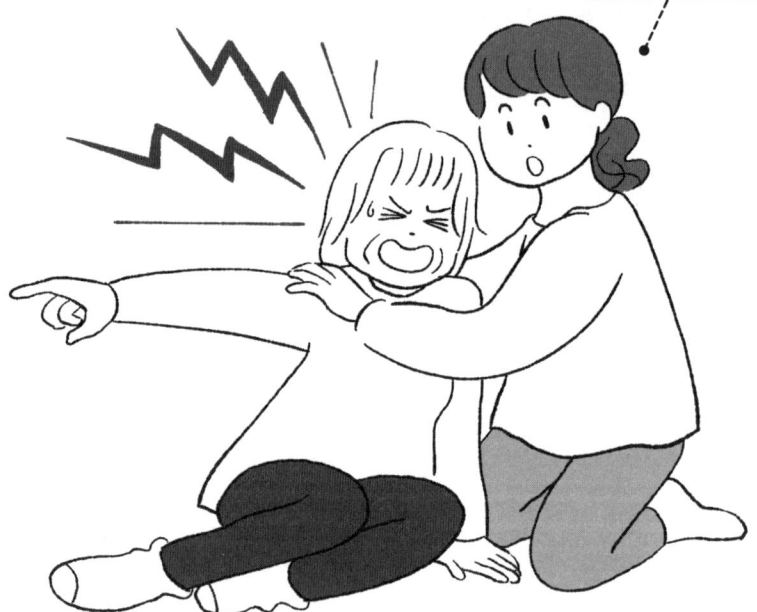

올바른 대화 시도	
	'안심하세요!' 제가 옆에 있어 드릴게요.'
	'제가 쫓아낼게요.'

제2장 '인지 기능을 향상시키는 대화 방식'의 80가지 힌트

절대로 부정하거나 바보 취급하지 말 것!
환영과 환청 공포심을 잘 이해해 보려 노력해 봅시다

아무 것도 없는 이불 위를 가리키며 '벌레가 있다!' 라고 소리치는 등, 실제로 존재하지 않는 무언가가 보이거나 들리는 '환각'은 치매 증상 중 하나입니다.

'아무것도 없어요! 아무 소리도 안 들려요!' 라고 부정하고 싶겠지만, 그래서는 안 됩니다. '응? 안 보인다고?', '확실히 들리는데', '왜 몰라 주는 거야?' 라며 불안함이 늘어 치매 환자가 패닉에 빠지기도 합니다. 부정하더라도 증상만 심해질 뿐입니다.

치매 환자에게는 실제로 보이고 들리고 있습니다. 가능한 한 상대의 이야기를 잘 들어주고 마음에 알아주는 대화 시도를 통해 대응해 봅시다. '벌레가 있다' 라고 말한다면 '제가 쫓아낼게요' 라고 손으로 내쫓는 시늉을 해 봅시다. '아직 있어!' 라며 진정하지 못한다면 '어디에 있어요? 여기인가요?' 라며 찾는 척을 해 봅니다. '걱정하지 마세요, 제가 있잖아요' 라며 부드럽게 손을 잡아 안심을 시켜주는 것도 효과적입니다. '이 방에서 나와서 산책 좀 다녀올까요?' 등과 같이 장소를 바꿔 기분을 전환해 주면 진정하기도 합니다.

건강관리

NG '어디에 있다고요? 없잖아요.'
→ 부정하지 맙시다. 환자 눈에는 보이기 때문입니다.

NG '적당히 좀 해요!'
→ 질책한다고 해결되지 않습니다.

잘못된 대화 시도

건강 관리

명백하게 꾀병인데 **몸 상태가 안 좋다고 호소할 때**

올바른 대화 시도

배가 아프군요
만져봐도 될까요?
이 부위예요?

올바른 대화 시도		
		'걱정되니까 지금 병원에 가 볼까요?'
		'약을 먹어볼까요? 아니면 잠깐 눈 좀 붙이실래요?'

제2장 '인지 기능을 향상시키는 대화 방식'의 80가지 힌트

'꾀병'이라고 단정 짓지 말고 이야기를 듣는다

거짓말인지, 증상을 제대로 말하지 못하는 것일 뿐인지를 간파해야 합니다

넘어졌을 리 없는데 '넘어져서 아프니까 주간 보호 센터에는 갈 수 없다' 라거나 식사도 잘 하고 용변도 잘 보는 등 조금 전까지만 해도 기분이 좋았는데 '나른하고 힘들다' 라고 할 때.

아무리 생각해도 꾀병이라는 생각이 들더라도 '꾀병이잖아요. 주간 보호 센터에는 방문해야 해요', '거짓말하지 마세요' 라며 단정지어서는 안 됩니다.

치매 환자는 몸 상태를 정확히 호소하기 힘듭니다. 어쩌면 꾀병이 아닐지도 모릅니다. 게다가 치매 환자의 말을 전면 부정하면 감정의 골만 깊어질 뿐입니다. 우선 '여기가 아파요?', '발 이 부위예요? 한 번 보여주세요' 라며 제대로 대응해 줘야 합니다.

그렇게 한 후에 확실히 꾀병으로 판단되었다면 '주간 보호 센터 말고 병원에 갈까요? 아니면 병원에 갈 정도는 아니니 주간 보호 센터에 갈까요? 어떻게 하는 게 좋겠어요?' 라고 본인이 선택하게 하는 것이 가장 좋은 방법입니다.

NG '어차피 꾀병이잖아요.'
→ 꾀병이더라도 '상처를 입었다', '바보 취급당했다' 라고 생각만 들게 할 뿐입니다.

NG '또 그 소리예요……? 거짓말만 늘어놓지 마세요.'
→ 질책하면 '변명'과 '작화'로 이어질 수 있습니다.

잘못된 대화 시도

돈과 쇼핑

'돈을 도둑맞았다' 라고 말할 때

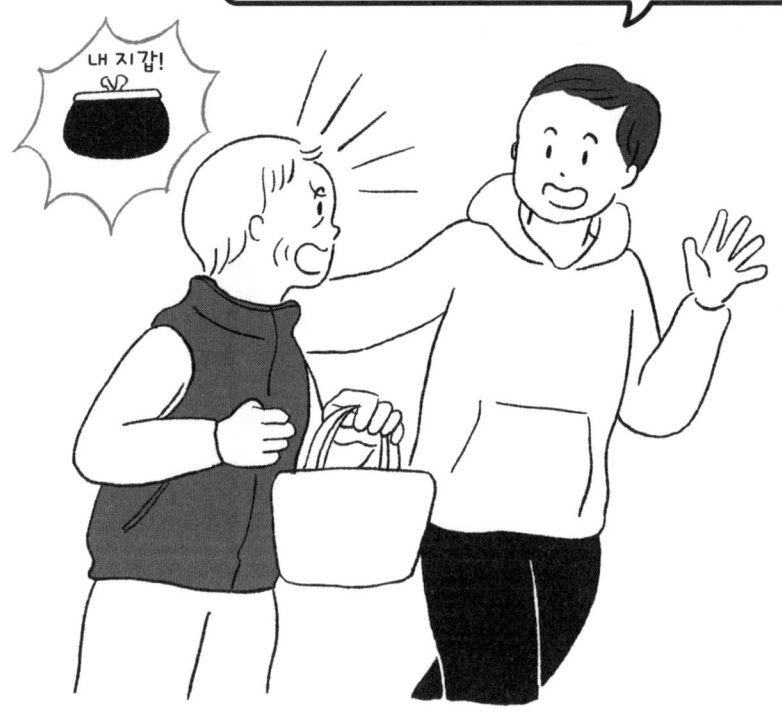

올바른 대화 시도: 큰일이네요! 같이 찾아볼까요?

내 지갑!

올바른 대화 시도

○ '소중한 지갑을 잃어버리셨어요? 그것참 걱정이네요.'

○ '괜찮으세요? 만약에 못 찾더라도 제가 어떻게든 해볼게요.'

제2장 '인지 기능을 향상시키는 대화 방식'의 80가지 힌트

절도 피해망상에는 '공감'으로 대응
치매 환자는 거짓이 아니라 진심으로 곤란해하고 있습니다

돈과 쇼핑

치매 증상에서 흔히 볼 수 있는 '절도 피해망상'. '내 지갑 훔쳤지!' 라며 도둑 취급하면 기분 나쁠 수 있지만, 이런 말은 증상 때문에 나오는 것입니다. 심호흡 후에 냉정을 되찾아 대응해 봅시다.

어쨌든 지금 치매 환자는 지갑이 없어서 패닉을 일으키고 있습니다. 불안해서 어쩌지 못하는 거죠. '큰일이네요, 같이 찾아봐요' 등과 같이 공감하는 말로 '내 불안을 알아주는 사람이 있어!' 라는 생각이 들게 하여 우선 패닉에서 벗어나게 해 줍니다. 그래도 또 '당신이 훔쳤잖아!' 라며 물러서지 않을 때는 '잠시 저쪽 방을 찾아보고 올게요' 라고 말한 후에 그 자리를 벗어납니다. 시간이 조금 지나면 '지갑이 없어져서 간병인을 의심했다' 라는 일련의 사건 자체를 잊을 가능성이 큽니다.

치매 환자는 대체로 가깝게 지내거나 자신을 도와주는 사람을 도난 의심 상대로 삼습니다. 자기 삶과 밀접해 있으니 가장 먼저 머리에 떠오르기 때문이죠. 그저 응석이라고 받아들이고 의젓하게 행동해야 합니다.

NG '제가 훔쳤다는 건가요!'
→ 반론하면 일이 더 복잡해집니다.

NG '정말! 도대체 몇 번째예요?'
→ 비난은 역효과를 불러옵니다. 오히려 증상이 심해집니다.

잘못된 대화 시도

돈과 쇼핑

악덕 판매원 등에게 돈을 줬을 때

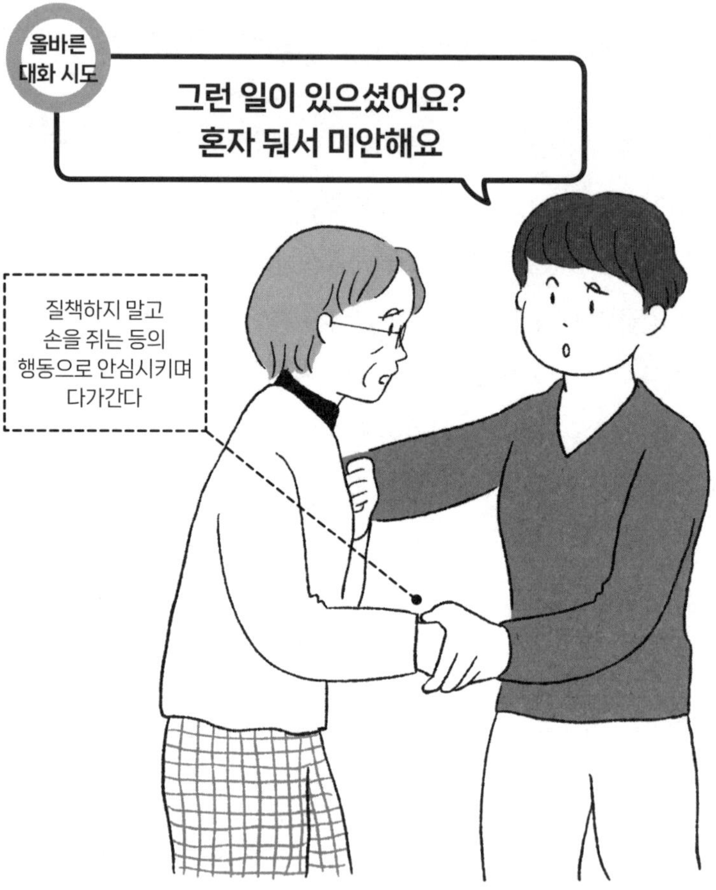

올바른 대화 시도

"그런 일이 있으셨어요? 혼자 둬서 미안해요"

질책하지 말고 손을 쥐는 등의 행동으로 안심시키며 다가간다

올바른 대화 시도

 '걱정하지 마세요. 제가 어떻게든 해결할게요.'

 '신경 쓰지 마세요. 제가 잘 알아볼게요.'

제2장 '인지 기능을 향상시키는 대화 방식'의 80가지 힌트

재발 방지를 위해서 혼자 두지 말 것

절대 질책하지 말고 상냥한 대화 시도로 고독감을 달래 봅시다

돈과 쇼핑

간병인이 모르는 사이에 치매 환자가 악덕 판매원에게 고액의 돈을 건네는 일이 벌어지면 인내심이 바닥나는 것은 당연한 일입니다. 그렇다고 '왜 그런 거예요!' 라고 환자를 질책해도 아무 것도 개선되지 않습니다. 치매 환자의 심정을 이해하는 대화 시도를 통해 관계를 더 견고하게 만들어 재발 방지에 힘씁시다.

치매 환자는 판단 능력이 저하되어 악덕 상술의 표적이 되기 쉽습니다. 붙임성 있게 자기 이야기를 친근하게 들어주는 사람은 '좋은 사람!'이라며 쉽게 믿고, 속았다는 사실을 쉽게 눈치채지 못합니다. 혼자 지내서 고독감을 느끼고 있다면 더 그렇습니다.

가장 좋은 해결책은 치매 환자와 악덕 판매원이 1대1로 이야기할 기회를 만들지 않는 것입니다. 같이 살고 있지 않다면 쉽지는 않겠지만, 다양한 서비스를 잘 활용하여 혼자 있는 시간을 되도록 줄여 봅시다. 가정용 보안 카메라 등을 활용하는 것도 좋은 방법입니다.

NG ❌ **'이제부터는 아무 것도 하지 마세요.'**
→ '한 인격체'의 자존심에 상처를 입혀서는 안 됩니다.

NG ❌ **'왜 모르는 사람이랑 이야기 하셨어요!'**
→ 가장 큰 문제는 치매 환자를 혼자 둔 것입니다.

잘못된 대화 시도

돈과 쇼핑

실수로 **매매계약서에 서명** 했을 때

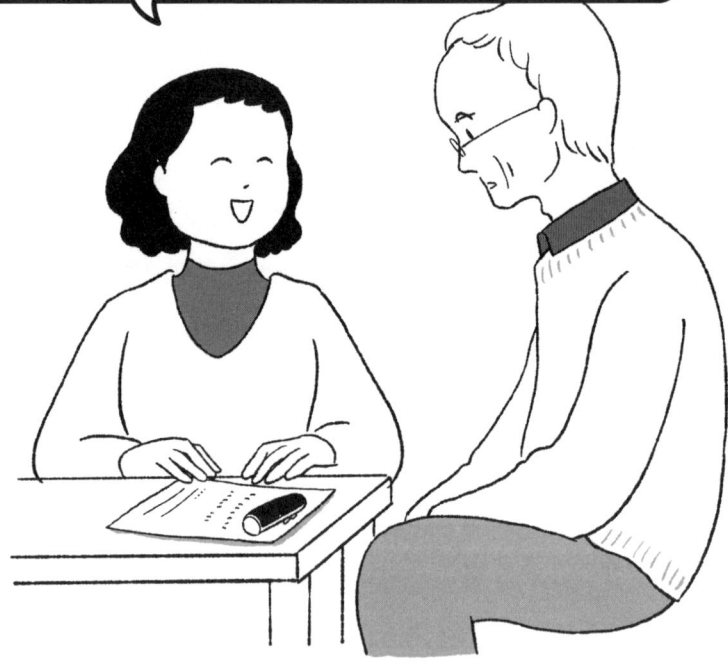

올바른 대화 시도

번거롭게 해드려서 죄송해요
다음 번에는 제가 처리할게요

올바른 대화 시도

○ '혼자 처리하게 해서 죄송해요.'

○ '다음 번에는 저에게도 이야기를 들려주세요.'

화를 내면 큰 원한만 남을 뿐
정확한 법적 대처를 실시한 후에 재발 방지책을 검토합시다

치매 환자는 자신의 상황을 정확하게 판단하거나 주의력을 유지한 상태에서 일을 처리하기 힘듭니다. 그래서 허점을 이용하는 악질적인 권유나 사기 피해가 끊이지 않습니다. 또, 치매 환자는 '속았다'는 판단도 내릴 수 없어 피해를 알아차리기까지 오랜 시간이 걸리는 것도 문제입니다.

일단 계약이 체결되더라도 계약 철회 보증 등, 계약을 무효화하는 방법도 있습니다. 피해를 알아차렸다면 곧바로 법률 전문가나 소비자고발센터 등에 상담을 받아보시기 바랍니다.

그리고 가족끼리 이야기해서 재발 방지 방법을 검토해 바랍니다. 106페이지에서도 언급했듯이 우선은 치매 환자를 혼자 두지 마십시오. 또, 치매 환자와 무엇이든 이야기하고, 무슨 일이 생기면 바로 이야기할 수 있는 신뢰 관계를 유지하는 것도 중요합니다. '언제든지, 어떤 일이라도, 이 사람에게 의지할 수 있겠다' 라는 정도의 신뢰 관계가 구축된다면 피해를 마주하기 전에 제동을 걸 수 있습니다.

돈과 쇼핑

잘못된 대화 시도

NG '무슨 짓을 저지른 거예요!'
→ 잘못을 저질렀다는 자각이 없는 사람을 질책해도 재발 방지에 도움이 되지 않습니다.

NG '제멋대로 행동하지 마세요!'
→ 연장자, 한 인간을 대하는 표현으로 적절하지 않습니다.

제2장 '인지 기능을 향상시키는 대화 방식'의 80가지 힌트

돈과 쇼핑

신용카드나 통장 등을 잃어버렸을 때

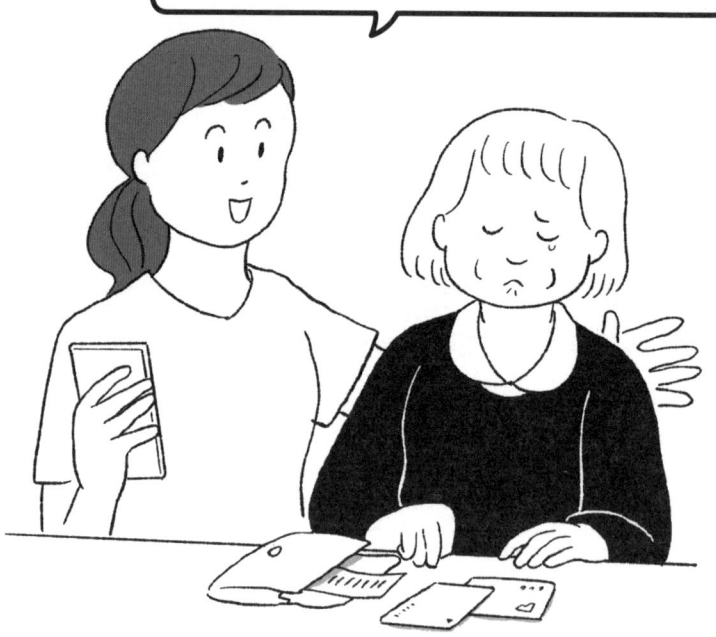

올바른 대화 시도

재발행해 둘테니 안심하세요

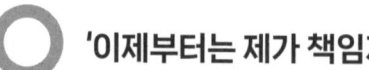

올바른 대화 시도

○ '이제부터는 제가 책임지고 보관할게요.'

○ '귀중품을 잘 정리해 둘까요?'

제2장 '인지 기능을 향상시키는 대화 방식'의 80가지 힌트

'숨겨두었다가 잊어버리기'는 자주 있는 일
숨겨둔 장소의 경향을 파악하여 향후 관리 방법을 이야기해 봅시다

돈과 쇼핑

치매 환자라고 해서 아무 것도 인지하지 못하는 것은 아닙니다. 돈이나 신용카드, 통장이 중요하다는 것, 그래서 어딘가에 넣어두어야 한다는 것은 알고 있습니다. 그래서 다른 사람의 눈에 띄지 않는 곳에 숨겨두죠. '음. 이렇게 하면 안심할 수 있겠지'. 하지만 치매 환자 대부분은 최근 기억을 잃고는 합니다. 조금 전에 숨겨둔 것을 완전히 잊고는 '어라? 중요한 신용카드를 어디에 뒀더라? 왜 안 보이는 거야!' 라며 패닉 상태에 빠질 수 있습니다. 그리고 가장 가까운 사람에게 '어디에 숨겼지?', '설마 훔쳐 간 거야?' 라며 따지고 들기도 합니다. 그럴 때는 104페이지의 대화 시도와 방법을 구사하면 감정의 골을 남기지 않고 일을 수습할 수 있습니다.

문제는 신용카드의 행방입니다. 찾지 못할 수 있다고 각오하면서 평소에 치매 환자가 물건을 넣어두는 장소를 파악해 두시기 바랍니다. 또, 예비로 쓸 수 있는 것을 준비하거나, 방을 정리해서 숨길 장소를 줄이거나, 환자를 납득시켜 받아내는 등 다양하게 방안을 모색해 봅시다.

NG '어디에 둔 거예요!'
→ 숨긴 장소를 생각해 내지 못하는 것은 치매의 특징입니다. 질책하지 맙시다.

NG '맡기지 말았어야 했네요!'
→ 한 인격으로 인정하지 않으면 씁쓸해하고, 분해하고, 자신을 한심스러워합니다······.

잘못된 대화 시도

돈과 쇼핑

돈을 **헛되게 쓸** (낭비할) 때

올바른
대화 시도

쇼핑할 때는 이 카드를 쓰세요

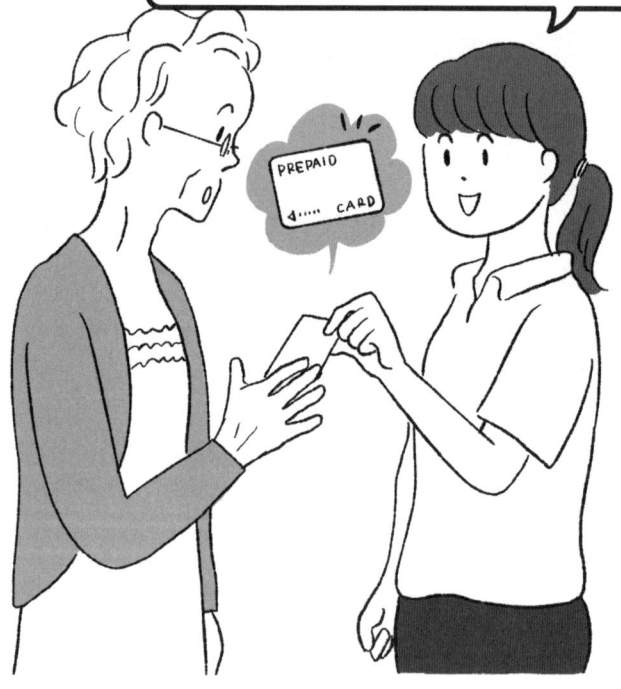

올바른
대화
시도

○ '위험하니 통장은 금고에 넣어 둘까요?'

○ '쇼핑할 때는 제가 계산할 테니 말씀해 주세요.'

제2장 '인지 기능을 향상시키는 대화 방식'의 80가지 힌트

금전 관리가 가능한지를 파악해 보자

질책과 빼앗기는 금물입니다. 모두가 납득할 재발 방지 대책을 세웁시다

치매 환자의 돈 낭비 또한 이해력, 판단력 등 인지 기능의 저하로 인해 생깁니다. 계획적으로 돈을 관리하기 힘든 상태에서 무언가가 갖고 싶어졌을 때 자제력을 잃는 것 또한 치매의 특징이기 때문에 정신을 차리고 보면 잔액이 바닥나는 사태가 벌어지곤 합니다.

그렇다고 해서 '이제부터는 돈에 손대지 마세요!', '멋대로 물건 좀 사지 마세요' 라며 모든 것을 빼앗으면 치매 환자의 QOL(Quality Of Life, 삶의 질)을 생각했을 때 좋지 않습니다…….

현금 인출 카드나 신용카드는 가족이 관리하고 한도액이 정해진 선불카드를 치매 환자용으로 준비합니다. '쇼핑할 때 이걸 쓰세요' 라며 밝은 분위기로 대화를 시도하면서 건네면 좋겠죠. 그밖에 쇼핑할 때는 가족이 반드시 동행하여 계산은 가족들이 하거나, 텔레비전으로 홈쇼핑 물건을 결제할 때는 가족이 대신해 주는 등 '쇼핑의 즐거움'이라는 기쁨을 빼앗지 않고 해결할 방법을 모색해 봅시다.

돈과 쇼핑

NG **'돈은 앞으로 제가 관리할게요!'**
→ 어린애 취급하면 절망에 빠질 수 있습니다.

NG **'어쩜 이렇게 곤란한 행동만 하는 거예요!'**
→ 곤란하게 하려고 하는 행동이 아닙니다.

잘못된 대화 시도

돈과 쇼핑

물건을 훔치려 할 때

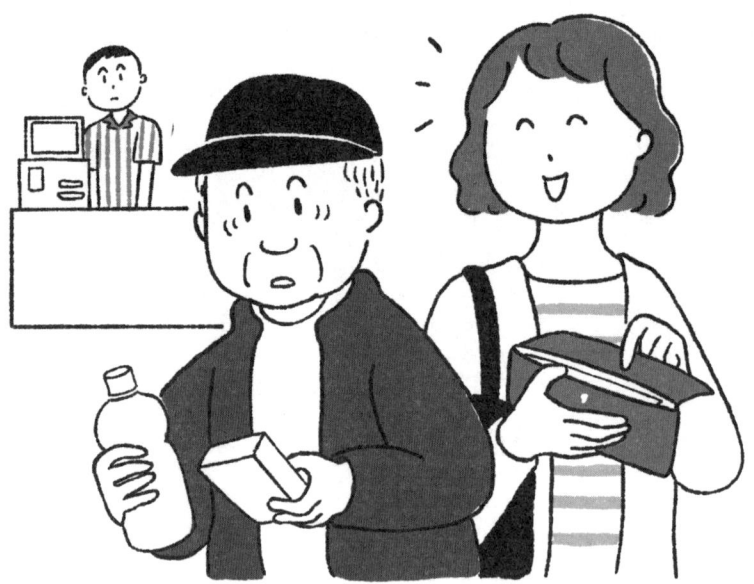

올바른 대화 시도

"이게 마음에 드세요?
그럼 결제하고 올게요"

올바른 대화 시도

 '쇼핑 가실 때 저와 같이 가요.'

 '마음에 드는 게 있으면 장바구니에 넣어 주세요.'

제2장 '인지 기능을 향상시키는 대화 방식'의 80가지 힌트

'잘못된 행동'이라고 생각하지 못한다

악의는 없으니 질책하지 말고 예방책을 마련해 봅시다

돈과 쇼핑

치매 환자가 물건을 훔치는 행위는 '절도'와 같이 악의를 품고 하는 행동이 아닙니다. 행동의 옳고 그름을 판단할 수 없으므로 멋대로 상품을 가져오거나, 기억장애로 인해 결제 행위 자체를 잊는 경우가 많습니다.

이러한 경우에는 '안 좋은 행동이니까 그만 해' 라는 말로는 개선하기 힘듭니다. 물건을 살 때는 옆에서 지켜보면서 어떤 물건을 가져가려고 할 때 '이걸로 하실래요? 결제할까요?' 라고 말한 후 자연스럽게 물건을 건네받아 미연에 방지합시다. 또, 가게에 사정을 설명하고 선결제 또는 후결제를 하도록 하는 것도 한 가지 방법입니다.

또한 '결제할까요?' 라고 말을 걸 때는 '어린애 취급하지 마!' 라며 반발하는 일이 발생하지 않도록 상냥하고 세심하게 해야 합니다..

'제 것도 같이 결제할게요', '카드로 하면 포인트를 쌓을 수 있으니 제가 결제할게요' 등과 같이 능숙히 유도해 봅시다.

NG	'그런 짓을 하다니 믿을 수가 없네요······.'
	→ 질책해도 고쳐지지 않습니다.
NG	'그건 절도예요.'
	→ 판단력 저하로 무슨 뜻인지 이해하지 못합니다.

잘못된 대화 시도

돈과 쇼핑

똑같은 물건을 사 왔을 때

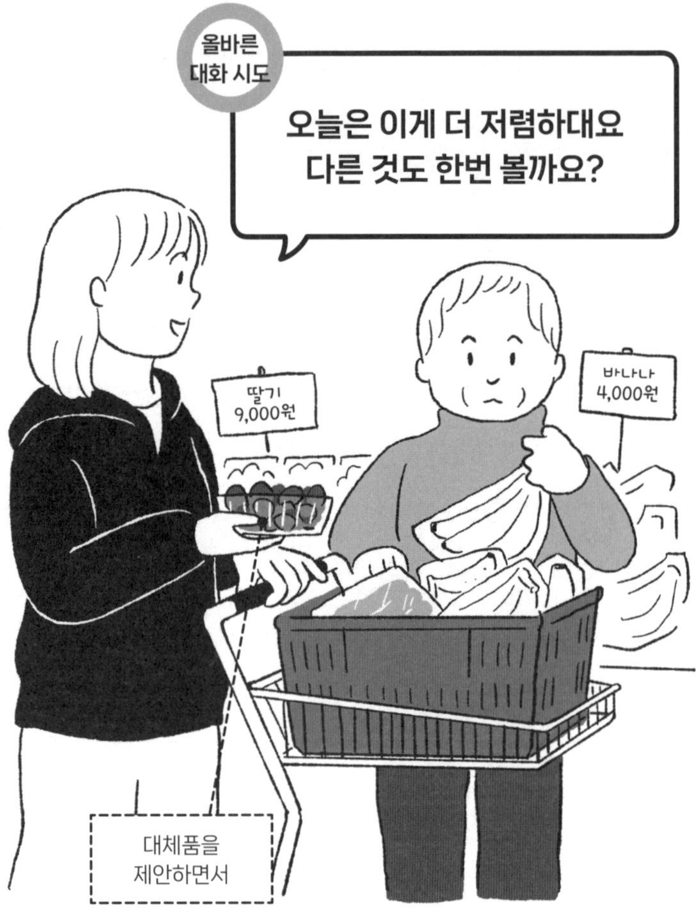

올바른 대화 시도

"오늘은 이게 더 저렴하대요 다른 것도 한번 볼까요?"

딸기 9,000원
바나나 4,000원

대체품을 제안하면서

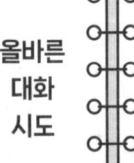

올바른 대화 시도

◯ '이것도 입어 보시겠어요?'

◯ '저쪽에 텔레비전에서 소개했던 상품이 있어요.'

능숙하게 주의를 다른 데로 돌리는 것이 비결
무의식적인 행동이므로 단순히 말리려고 하면 개선할 수 없습니다

치매 환자 중에는 매일 같은 물건을 사 오는 사람이 있습니다. 이것은 몇 번이고 똑같은 행동을 반복하는 '정형행동'의 일종으로, 치매 환자에게 흔히 나타나는 증상입니다. 자기도 모르게 화를 내서 말리려는 경우가 많지만, 치매 환자는 무의식중에 하는 행동이므로 무리해서 말리려고 하면 혼란스러움이 가중돼 오히려 사태가 복잡해질 수 있습니다. 그렇다고 해서 매일 똑같은 물건을 사 오게 두면 다 사용할 수 없어 곤란하겠죠.

똑같은 물건을 사 오는 행위를 미연에 방지하기 위해 치매 환자가 물건을 사러 갈 때는 가능한 한 동행해 봅시다. 그리고 같은 물건을 사 오려고 하면 대화 시도를 통해 능숙히 주의를 다른 데로 돌립니다. '오늘 세일하나 봐요', '가끔은 이 제조사 물건도 사용해 볼까요?' '전 이쪽도 맛있어 보이는데 어떠세요?' 등. 너무 강요하지 말고 치매 환자가 잘 이해할 수 있도록 이야기하는 것이 핵심입니다. 하나에만 집중하지 않도록 유도해 보십시오.

> 제2장 '인지 기능을 향상시키는 대화 방식'의 80가지 힌트

돈과 쇼핑

NG '왜 똑같은 것만 사는 거예요?'
→ 왜 화를 내는지 이해하지 못합니다.

NG '이제부터는 아무것도 사지 마세요!'
→ 할 수 있는 일을 중단시키지 맙시다.

잘못된 대화 시도

곤혹스러움과 헤아림

쓰레기밖에 되지 않는 물건을 **모을 때**

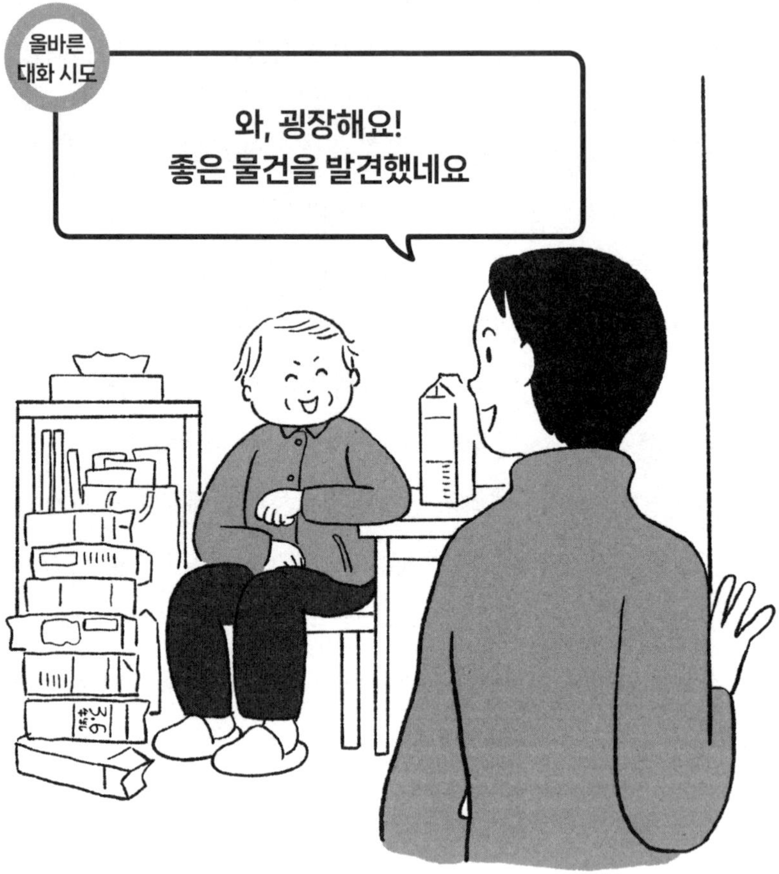

> 올바른 대화 시도
>
> 와, 굉장해요!
> 좋은 물건을 발견했네요

올바른 대화 시도

 (버린 것을 들켰을 때)
'죄송해요, 멋대로 버리려 해서······'

 '다음 번에 쓰레기 버릴 때 도와주실 수 있을까요?'

> 제2장 '인지 기능을 향상시키는 대화 방식'의 80가지 힌트

환자는 '가치 있는 물건'이라고 생각한다

멋대로 버리지 않는 것이 원칙이지만, 한계에 달했을 때는 처분합니다

망가진 가전제품, 쓸 수 없는 빗자루, 오염된 인형…….

치매 환자가 쓰레기밖에 되지 않는 물건을 주워 오는 이유는 '쓰레기를 불필요한 물건이라고 판단하지 못하는 인지 능력의 저하'와 '불안감을 완화하려는 마음' 때문입니다.

치매 환자는 쓰레기에 가치를 두어 '언젠가 쓸모가 있겠지' 라는 생각에 가져오므로 멋대로 처분하려 하면 불신감만 살 수 있습니다. 또 '버리고 와요!' 라고 말해서도 안 됩니다. 그 점을 이해하고 쓰레기에 그 가치를 부정하지 않고 환자를 대하는 방식에 신경을 써야 합니다. 그렇다고 해서 쓰레기를 집에 쌓아두면 생활에 지장이 생길 수 있으니 위험한 물건이나 부패한 음식은 어쩔 수 없이 처분해야만 합니다. 눈치를 채지 못하도록 슬쩍 조금씩 처분합시다. 만약 처분한 사실을 눈치챈다면 '멋대로 버려서 죄송해요' 라고 사과합니다.

또, 쓰레기를 주워 오는 행동에 의식이 집중되지 않도록 현관 청소나 쓰레기 배출 등 일상적인 역할을 함께 처리할 수 있도록 합시다.

잘못된 대화 시도

NG '앞으로 쓰레기는 주워 오지 마세요!'
→ 본인에게는 귀중품이나 다름없어서 말뜻을 이해하지 못해 슬픈 감정을 느낄 수 있습니다.

NG '버리고 와요!'
→ 단호한 부정은 금물입니다.

곤혹스러움과 헤아림

성적인 언행을 할 때

올바른 대화 시도

안 돼요, 만지지 마세요
(라고 말한 뒤, 손을 이동시킨다)

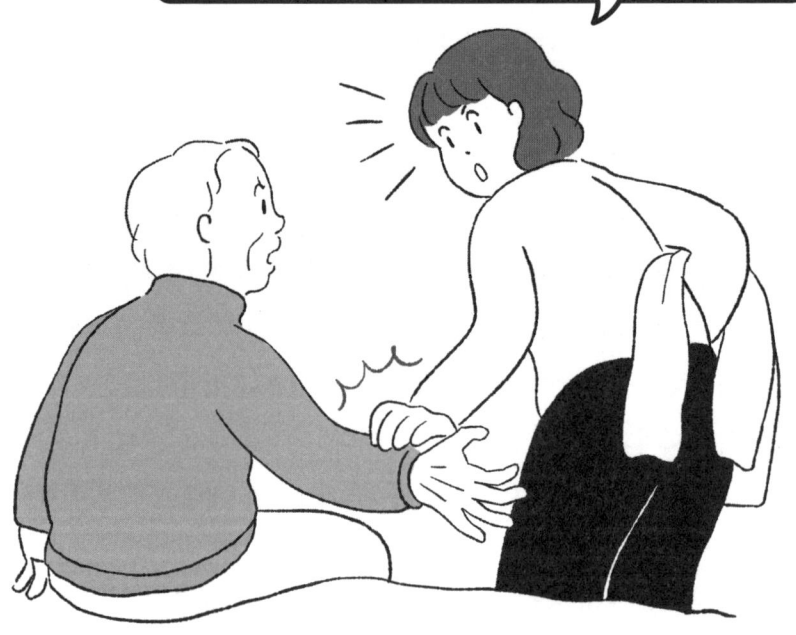

올바른 대화 시도

○ '안 돼요(라고 말한 뒤, 손을 뿌리치며).
드라마 시작하니까 텔레비전 틀어 드릴게요.'

○ '만지지 마세요. ○○씨(다른 사람을 부르며),
잠시 와 줄래요?'

> 제2장 '인지 기능을 향상시키는 대화 방식'의 80가지 힌트

적당히 받아넘기면 더 심해질 수 있다
거절이 아니라 상냥하지만 확실히 '안 된다' 라는 의사를 전달합시다

갑자기 성적인 행동을 취하려 하면 간병인은 놀라고 충격을 받을 수밖에 없습니다. 그럴 때는 '그런 행동은 하지 마세요' 라고 확실한 의사를 전해도 됩니다. 이때 의연하게 의사를 전하는 것이 핵심입니다.

치매 환자가 성추행을 하는 원인은 다양합니다. 치매에 걸린 후, 최근 기억이 사라져 젊은 시절의 마음으로 돌아가 성적 호기심이 높아지는 경우. 인지 능력이 저하하면서 '그렇게 행동하면 안 된다' 라는 생각에 도달하지 못해 제어하지 못하는 경우. 외로워서 소통하고 싶은 마음에 엉덩이나 가슴을 만지는 경우 등이 있습니다. 이러한 것들이 복합적으로 작용해서 성희롱에 이르는 경우도 많습니다.

대화 시도로 대응한 후에 텔레비전을 켜거나, 음악을 틀어서 주의를 다른 데로 돌리거나, 그 자리를 벗어나는 등 '분위기 전환'을 시도해 봅시다. 치매 환자와 단둘이 있으면 성희롱으로 이어질 수 있으니 같은 공간에 둘 이상의 사람이 있는 상태에서 간병을 진행합시다. 만약 성희롱을 당했다면 혼자서 받아넘기지 말고 가족들에게 공유하는 것도 중요합니다.

NG '더는 못하겠네요! 다른 사람한테 돌봐달라고 해야겠어요.'
→ 거절하면 불신감만 만들어 앞으로 간병이 더 힘들어집니다.

NG '……(행위를 무시하는 듯한 무반응 또는 무대답)'
→ 무관심이라는 거절에 해당합니다.

잘못된 대화 시도

곤혹스러움과 헤아림

배회할 때

올바른 대화 시도

같이 가도 될까요?

올바른 대화 시도

 '걸었더니 목마르시죠? 집으로 돌아가서 차라도 마실래요?'

 '오늘은 날씨가 좋네요. ○○ 공원에 가 볼까요?'

> 제2장 '인지 기능을 향상시키는 대화 방식'의 80가지 힌트

혼자 두지 않는 것이 무엇보다 중요!
같이 걸은 후에 어느 정도 만족했을 때 귀가를 유도해 봅시다

'배회'는 치매 환자에게 흔히 나타나는 증상입니다. 사실 배회는 단순히 산책을 원해서가 아니라 어떤 목적 때문에 돌아다니는 것입니다. 그 목적을 파악하여 적절히 대응하면 배회하지 않기도 합니다.

계속 야간 순찰을 하던 전직 경비원 입원 환자를 예로 들어 보겠습니다. 지금도 현직에 있다는 생각에 한밤중에 병원 안을 돌아다니고 있길래 '이쪽 순찰은 제가 돌게요.' 라고 말했더니 배회를 멈춘 적도 있었습니다.

하지만 이러한 목적을 이해하려면 어느 정도 시간이 걸리니 지금 당장 배회를 그만두게 하려면 이렇게 대화를 시도해 보십시오.

- '같이 가도 될까요?'…… 같이 돌아다니면서 날씨나 계절, 식사 등 시시콜콜한 이야기를 하는 와중에 마음이 진정됩니다.
- '걸었더니 목마르시죠? 집에서 차라도 한잔할까요?'…… 억지로 집에 데려가면 반발심만 생기므로 어디까지나 스스로 돌아갈 마음이 생길 수 있도록 유도하는 것이 핵심입니다.

NG '혼자서 밖에 나가면 안 돼요!'
→ 명령에는 따르지 않습니다.

NG '멋대로 어슬렁거리지 마세요!'
→ 질책은 의미가 없습니다.

잘못된 대화 시도

곤혹스러움과 헤아림

곤혹스러움과 헤아림

싫어하거나 곤란해하는 행동을 **일부러 할 때**

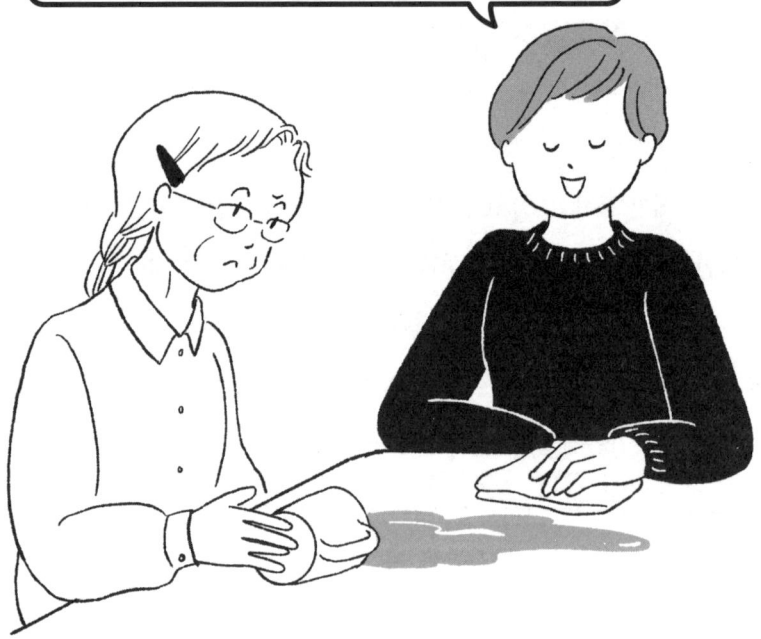

올바른 대화 시도

어? 컵이 넘어져서 물이 쏟아졌네요?
걱정마세요, 제가 닦을게요

올바른
대화
시도

 '평소에 즐겨 보는 드라마 시간이에요!'

 '아, 맞다.
맛있는 과자가 있는데 차를 내올까요?'

곤란하게 만들고 싶은 사람 = 의지하는 사람

부모가 자식에게 응석을 부리는 상태. 사랑의 감정을 보여주며 안심시킵시다

간병인은 종종 '나한테만 싫은 행동을 한다!' 라거나 '일부러 나를 곤란하게 한다!' 라고 호소하고는 합니다. 주간 보호 센터 직원이나 종종 방문하는 친척에게는 미소를 지으며 대하는데 평소에 돌봐주는 자신에게만 심술을 부린다…… 라고 말이죠. 사실 이것은 간병의 훈장과 같은 것입니다. 간병인에게 가장 마음을 의지하고 신뢰하고 있다는 증거죠.

하지만 다른 사람에게는 심술궂게 행동하지 않으면 주변 사람들이 이런 상황을 이해하지 못해 오히려 간병인을 추궁하는 부정적 사고에 빠지기 쉬워 사태가 심각해집니다. 그러니 '나는 간병하면서 이러한 점이 힘들다' 라고 항상 주변 사람들에게 상담하고 상황을 계속 공유합시다. 그리고 가능한 한 곤란하게 하는 행동이 줄어들 수 있도록 치매 환자에게도 계속 말해봅시다. '난 당신을 저버리지 않아요', '전 당신이 좋아서 돌봐드리고 있는 거예요' 라고 말이죠. 곤란하게 하는 행동이 너무 심할 때는 '차를 내올게요' 라고 말한 후에 그 자리를 벗어나거나, 대화 시도를 통해 화제를 바꾸는 것도 한 가지 방법입니다.

NG '왜 그렇게 심술궂게 행동하는 거죠?'
→ '심술'을 부리려고 하는 행동이 아닙니다.

NG '그렇게 행동하는 사람은 싫어요.'
→ 치매 환자는 부모가 자식에게 응석을 부리는 상태입니다. '싫다'라는 말은 금물입니다.

잘못된 대화 시도

곤혹스러움과 헤아림

'험담을 들었다!' 라고 **생각할 때**

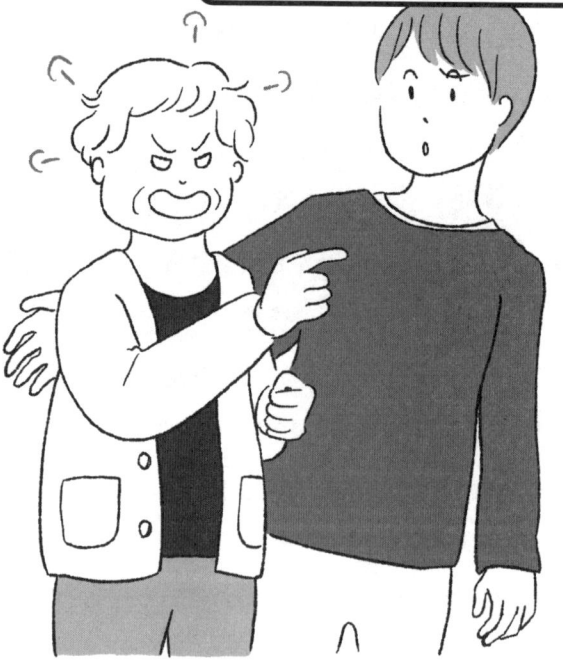

올바른 대화 시도

기분 나쁜 일을 당하셨군요……
괜찮으세요?

올바른 대화 시도	⭕ '그랬군요…… 근데 지난 번에 재미있게 보셨다는 그 영화 이야기 좀 다시 들려주세요.'
	⭕ '괜찮아요! 전 ○○ 님을 많이 좋아하니까요!'

> 제2장 '인지 기능을 향상시키는 대화 방식'의 80가지 힌트

'피해망상'이라며 싸우지 말 것!
치매 환자에게는 '현실'이니 부정하지 말고 받아들입시다

'나를 험담했잖아!'. 전혀 기억에도 없는 일로 치매 환자에게 책망을 받을 때가 있습니다. 이것은 '피해망상'으로, 치매 때문에 발생하는 '왜곡된 현실'입니다.

치매 환자는 증상이 진행됨에 따라 자신이 변해가면서 주변에 폐를 끼치는 일에 미안함을 느껴 앞으로 어떻게 될지를 생각하며 비참해합니다. 자존심에도 깊은 상처를 입죠.

실로 받아들이기 힘든 현실인 셈입니다. 피해망상은 받아들이기 힘든 현실과 자신 사이에서 균형을 잡기 위한 심적 작용이라고 볼 수 있습니다. '아니야, 내가 나쁜 게 아니야', '나는 피해자야', '나쁜 사람은 저 사람이야!'……. 그런 망상을 '현실'로 받아들이면 자신은 정의의 편이고 주변 사람들은 악인이 되는 것입니다.

반론하면 할수록 피해망상은 더 심해집니다. 이럴 때는 반론이 아니라 공감, 부정이 아니라 수용과 배려가 필요합니다. 또 화제를 바꾸거나 일단 자리를 벗어나면 망상은 기억 저편으로 사라집니다.

NG '(한숨을 쉬며) 무슨 말씀하시는 거예요.'
→ 환자 본인에게는 심각한 고민입니다. 잘 받아들여 줍시다.

NG '바보 아녜요?'
→ 부정, 비하, 모욕…… 피해망상을 더 심각해집니다.

> 잘못된 대화 시도

곤혹스러움과 헤아림

지금도 여전히 '현직에 있다'고 생각할 때

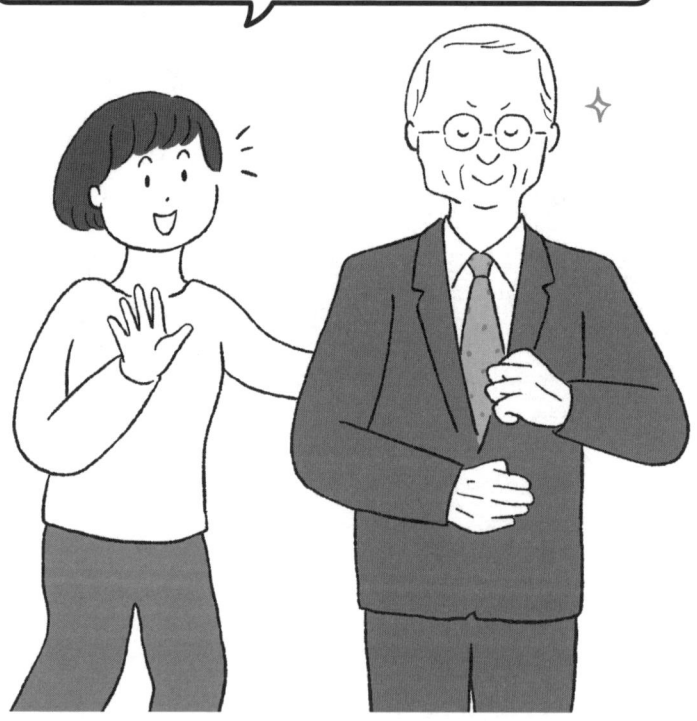

당분간 재택 근무하기로 하셨잖아요

올바른 대화 시도

올바른 대화 시도

 '오늘은 회사가 쉬는 날이에요.'

 '저도 용건이 있으니 역까지 같이 갈게요.'

> 제2장 '인지 기능을 향상시키는 대화 방식'의 80가지 힌트

한창 일하던 시절의 '어느 날'로 시간 여행 중

'지금'을 강요하지 말고, 함께 시간 여행하며 명연기로 공감해 봅시다

치매 환자에게는 방금 식사했던 기억과 아까 물건을 놓아둔 장소를 잊어버리는 등의 '단기 기억장애'가 흔히 나타납니다. 반대로 과거에 한창 일하던 시절이나 육아로 정신없이 바빴던 시절의 추억 등은 비교적 오래 기억에 머물러 있죠.

따라서 치매 환자는 본인에게 있어 인생에서 가장 화려했던 시절로 돌아가 '그 시절이야말로 지금'이라고 믿는 일이 벌어지는 것입니다. 예를 들면 전에 살았던 집이 내 집이니 그곳으로 가야 한다거나, 이미 성인이 된 자식을 데리러 간다거나, 한창 현직에 있다고 생각합니다. 즉, 치매를 앓고 있는 지금의 자신을 받아들이지 못하는 것이죠.

'큰일 났네, 회사에 늦겠어!', '밭에 나가서 비료를 뿌려야 하는데' 라고 말하며 뛰쳐나가려고 한다면 곧바로 부정하지 말고 간병인도 함께 그 세계로 함께 이동해 봅시다! 그런 후에 다음과 같이 행동을 바꾸거나 위험을 회피할 수 있도록 대화를 시도해 보십시오. '오늘은 회사가 휴무일이에요', '저도 같이 밭에 갈게요'

잘못된 대화 시도

NG '이미 20년 전에 퇴직했잖아요?'
→ 부정하지 맙시다. 치매 환자에게 현실은 '현직에 있는 자신'입니다.

NG '또 시작이네. 아무 것도 못하면서……'
→ 바보 취급하는 태도는 반발만 불러일으킵니다.

곤혹스러움과 헤아림

더러운 옷을 계속 입고 있을 때

올바른 대화 시도

자, 새로운 잠옷 선물이에요!

비슷한 디자인의 멋있는 옷을 제안하면서

올바른 대화 시도		
		'오늘 참 덥죠? 웃옷을 벗으면 시원할 거예요.'
		'오늘은 손주 ○○(이)가 놀러 왔어요. 자, 가장 좋은 옷으로 갈아입을까요?'

제2장 '인지 기능을 향상시키는 대화 방식'의 80가지 힌트

억지로 벗기는 것은 금물

**강요하면 반발심이 생길 수 있습니다.
갈아입고 싶게 만드는 현명한 대처법을 찾아봅시다!**

　치매 환자가 옷 갈아입기를 거부하는 이유는 왜일까요? 냄새를 인지하지 못하거나, 기온 변화에 둔감하거나, 옷 갈아입기가 귀찮아하는 등…… 다양한 이유를 생각해 볼 수 있습니다.

　더러워진 옷은 갈아입는 것이 좋겠지만, '냄새나니까 갈아입자' 라거나 '더러우니까 세탁하자' 라고 말해서는 안 됩니다. '냄새난다', '더럽다' 라는 부정적인 표현만 마음에 남아 자존심에 상처를 주어 치매 환자는 속으로 '바보 취급당했다', '너무하다' 라는 불신감이 생겨 외고집을 부리기도 합니다.

　'누가 오니까', '외출해야 하니까', '새 옷으로 멋을 부려 보자!' 등의 '단장을 위한 환복'이라는 명목으로 설렘을 주어야 옷을 갈아입고 싶은 마음이 들 수 있습니다.

　이러한 대화 시도로 환복을 유도하기 어렵다면 목욕 시간에 슬쩍 청결한 옷으로 바꿔 봅시다. 좋아하는 의류와 비슷한 색상, 형태, 소재의 옷을 여러 장 준비하여 타이밍을 잘 봐서 교체합니다.

NG **'불결해요!'**
→ '불결'은 부정적인 표현입니다. 긍정적인 표현을 선택합시다.

NG **'이제 세탁해야 하니까 얼른 벗어요!'**
→ 재촉하지 맙시다. 혼난다고 생각할 수 있습니다.

잘못된 대화 시도

곤혹스러움과 헤아림

곤혹스러움과 헤아림

계절에 맞지 않는 옷을 입을 때

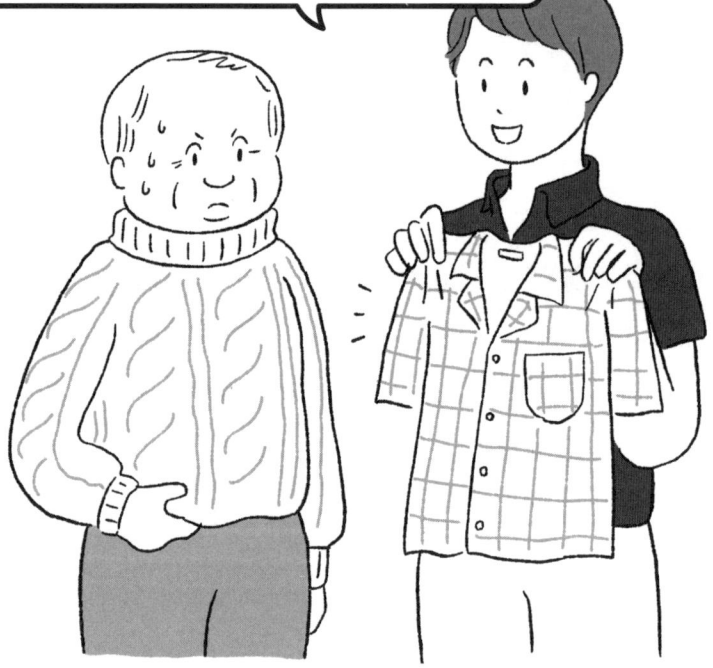

땀 나니까 반팔 셔츠로 갈아입을까요?

올바른
대화 시도

올바른
대화
시도

 '오늘은 기온이 오를 거 같으니 겉옷은 벗을까요?'

 '외출할 거니까 반팔 위에 겉옷을 입을까요?'

체온 조절 기능이나 판단력이 저하

강요가 아니라 '당신을 위해서' 라는 뉘앙스로 이야기합시다

치매 환자가 계절감을 무시한 의류를 입는 이유는 시간(계절)이나 장소(실외나 실내)를 인식할 수 없게 되는 '지남력 상실'이 원인입니다.

한여름에 두꺼운 옷을 입으면 열사병 위험도 있고, 극도로 얇은 옷 때문에 몸 상태가 안 좋아지면 큰일 날 수 있습니다.

지남력 상실을 완화하려면 계절을 느낄 수 있는 경험을 많이 겪어야만 합니다. 해당 계절의 꽃을 꽂아 두거나, 계절을 알 수 있는 사진이나 그림이 그려진 달력을 걸어 두거나, 정월대보름 등의 행사를 치르는 등, 삶 속에서 즐기면서 방안을 모색해 봅시다.

또, 치매 환자의 복장을 바꿔주고 싶을 때는 '오늘은 한여름 날씨라는 예보가 있으니까 가디건은 벗을까요?' 등과 같이 강요하듯이 말하지 말고 '당신을 위해서는 이렇게 하는 편이 좋다' 라는 식으로 대응해 봅시다.

절대 강요해서는 안 됩니다. 두꺼운 옷을 입고 있다면 '추우세요?' 라며 손을 쥐어 보고 손끝이 차갑지는 않은지 확인합니다. 손에 땀이 나 있다면 '땀이 좀 났네요, 겉옷은 벗을까요?' 라며 유도해 봅시다.

NG '여름에 스웨터를 입다니 이상하네요.'
→ 본인은 '적절하다' 라고 생각해서 입은 것이니 자존심이 상할 수 있습니다.

NG '열사병에 걸리면 어떡하려고 해요!'
→ 옷과 열사병의 관계성을 알지 못하므로 설명해도 이해하지 못합니다.

잘못된 대화 시도

곤혹스러움과 헤아림

밤낮이 바뀌었을 때

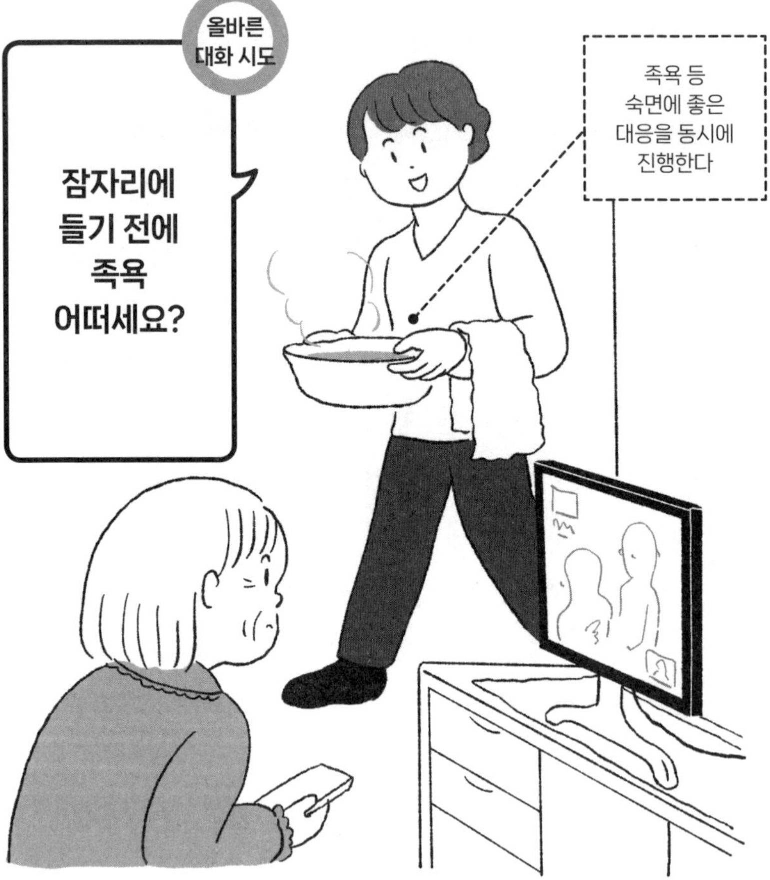

올바른 대화 시도

"잠자리에 들기 전에 족욕 어떠세요?"

족욕 등 숙면에 좋은 대응을 동시에 진행한다

올바른 대화 시도

 '이불이 얇아서 추우면 말씀해 주세요.'

 '오늘은 많이 걸었으니까 느긋하게 쉬세요.'

체내시계가 고장 나기 쉬운 상태

치매에서 흔히 나타나는 증상입니다.
안심시킬 수 있도록 대화를 시도해 봅시다

치매 환자는 수면장애를 앓기 쉽습니다. 수면장애에는 입면장애(잠이 쉽게 들지 않는다), 중도각성(도중에 몇 번씩 잠에서 깬다), 조조각성(아침 일찍 눈이 떠진다) 등이 있습니다. 어느 경우든 가족이 자는 동안에 집안을 어슬렁거리거나, 밖으로 나가거나, 가족을 깨우려는 등, 가족의 숙면까지 방해받을 수 있는 문제입니다.

치매 환자의 수면장애는 시간 감각이 사라지는 '지남력 상실'과 함께 운동 부족도 원인입니다. 산책을 권유하거나, 주간 보호 센터를 이용하거나, 장 보러 같이 나가는 등, 낮 동안에는 되도록 외출해 봅시다. 햇볕을 쬐면 체내시계를 바로잡는 효과도 기대할 수 있습니다.

자기 전에 잠들기 편안한 환경을 조성하고 대응하는 것도 중요합니다. 수족냉증이 있는 환자라면 족욕을 권하거나 따뜻한 우유를 마시게 해도 좋습니다. 그리고 '오늘은 많이 걸었으니까 느긋하게 쉬세요', '이불이 얇아서 춥진 않나요?' 등과 같이 안심하고 잠들 수 있도록 대화를 시도해 봅시다.

NG '밤에는 잠 좀 주무세요.'
→ 지금이 밤이라고 인식하지 못하는 경우도 많습니다.

NG '적당히 좀 하고 자요!'
→ 화 때문에 잠을 청하지 못합니다.

잘못된 대화 시도

곤혹스러움과 헤아림

같은 시간과 경로로 산책해야 성에 찰 때

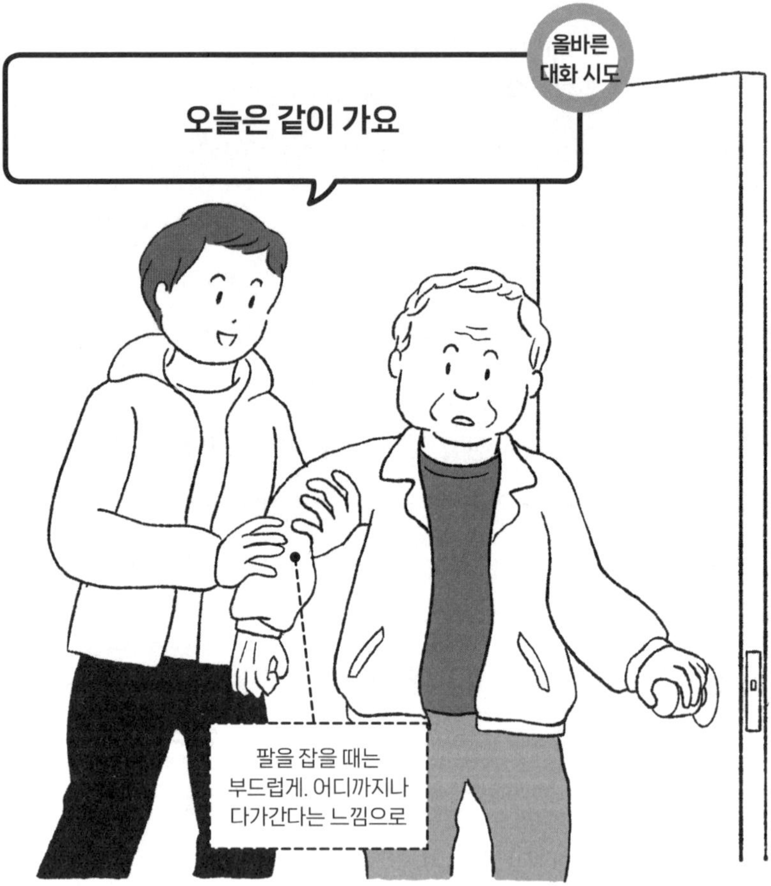

올바른 대화 시도

오늘은 같이 가요

팔을 잡을 때는 부드럽게. 어디까지나 다가간다는 느낌으로

올바른 대화 시도		'저녁 5시까지는 집에 같이 갈까요?'
		'비가 내리니까 조심해서 집에 가요.'

'정형행동'은 치매 증상의 하나

혼자 행동하게 두지 말고 위험 인자를 미리 제거해 둡시다

매일, 같은 시간에 같은 행동을 하는 것을 '정형행동'이라고 합니다. 기억력 결여로 인한 불안 때문에 반복하는 행동으로, 뇌의 전두엽이나 측두엽의 위축이 원인입니다.

정형행동에는 다양한 패턴이 있지만, 밖에 나가는 경우에는 배회와 혼동하기 쉽습니다. 그러나 배회와 달리 길을 잃는 일은 거의 없습니다. 같은 길로 다녀서 제대로 귀가하는 경우가 대부분이죠. '그러면 운동 부족 해소도 되고 좋은 거 아닌가?' 라고 생각할지 모르지만, 교통사고나 넘어짐 등의 위험도 있습니다.

치매 환자에게 악의나 고의는 없으므로 '이제 외출하지 말라'고 제지하면 반발할 수 있습니다. 올바른 대처법으로는 행동 자체를 부정하지 말고 사고 방지를 위해 '같이 가게 해달라' 라고 말하며 같이 행동하는 것입니다. 또, 넘어짐이나 컨디션 불량을 일으키지 않도록 걷기 편한 옷을 준비하는 등 예방책을 마련해 봅시다.

NG '오늘은 비가 오니까 외출 금지예요.'
→ 억지로 막으면 불안감이 더 늘어나는 경우도 있습니다.

NG '네, 네, 다녀오세요.'
→ 혼자서 행동하게 두면 위험합니다!

잘못된 대화 시도

곤혹스러움과 헤아림

집에 있는데 '집에 가고 싶다'라고 말할 때

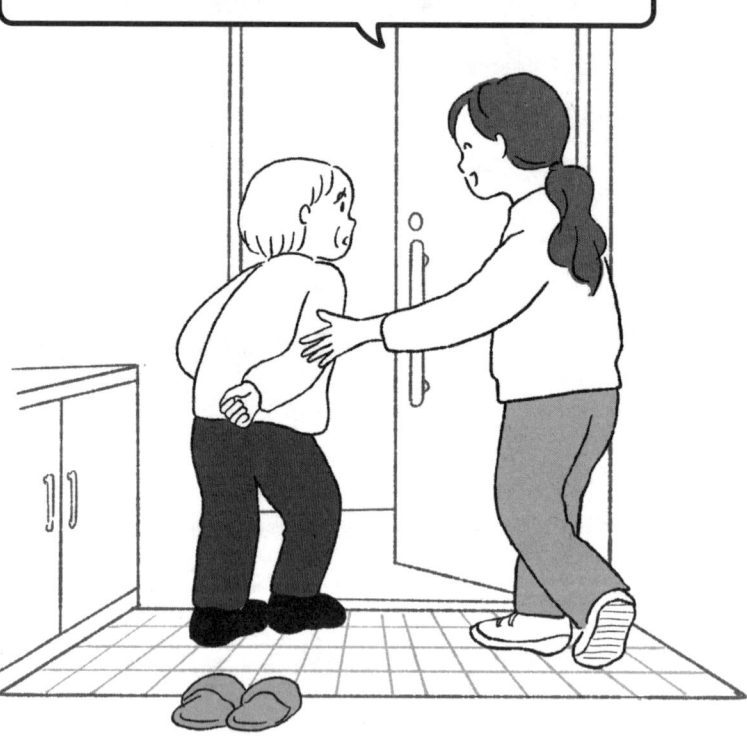

> 그러면 거기까지 모셔다드릴게요 — 올바른 대화 시도

올바른 대화 시도

○ '조금만 더 기다려 주세요. 저녁도 꼭 같이 먹어요!'

○ '마중 나올 차가 올 때까지 차라도 한잔하세요.'

제2장 '인지 기능을 향상시키는 대화 방식'의 80가지 힌트

'집에 가고 싶다'라는 마음을 부정하지 말 것

슬픈 감정에 공감하고 마음이 진정될 수 있도록 대화를 시도해 봅시다

어느 날 저녁, 치매 환자가 집에서 편히 쉬고 있다고 생각했는데 갑자기 '그러면 슬슬 집에 가 볼게요'라고 말할 때가 있습니다……. 자기도 모르게 '여기가 본인 집이잖아요!'라며 부정하고 싶겠지만, 그러면 역효과가 납니다. 혼란을 불러일으켜서 치매 환자의 '귀가하려는 마음'이 더 강해질 수 있죠.

귀가하려는 마음이 강한 치매 환자는 '여긴 내 집이 아니라서 있기 불편하다', '가족이 기다리는 집으로 돌아가고 싶다'라고 가슴 깊이 생각합니다. 치매 환자에게는 돌아가고 싶은 집이 따로 있는 세계가 '현실'이므로 간병인도 그 마음을 헤아려 대화 방식을 취해야 합니다.

치매 환자는 집에서 나가고 싶어 하지만, 혼자서 밖으로 나가면 위험합니다. 이럴 때는 '거기까지 모셔다드릴게요'라고 이야기하여 한동안 바깥을 같이 걸어 봅시다. 거닐다 보면 '귀가하려는 마음'이 사라지기도 하기 때문입니다. 그렇게 되면 '자, 집에 갑시다'라고 말한 후에 집으로 유도합니다. '저녁, 같이 먹을까요?'라고 권해 보는 것도 한 방법입니다. 식사 중에 귀가하려는 마음이 진정되기도 하기 때문입니다.

NG   **'여기가 본인 집이잖아요!'**
→ 부정하면 반발만 살 수 있습니다.

NG   **'이상한 소리 좀 하지 마세요.'**
→ 질책은 역효과를 불러옵니다.

(잘못된 대화 시도)

고독스러움과 헤아림

집착

어디에 가던 간병인에게 붙어 있으려 할 때

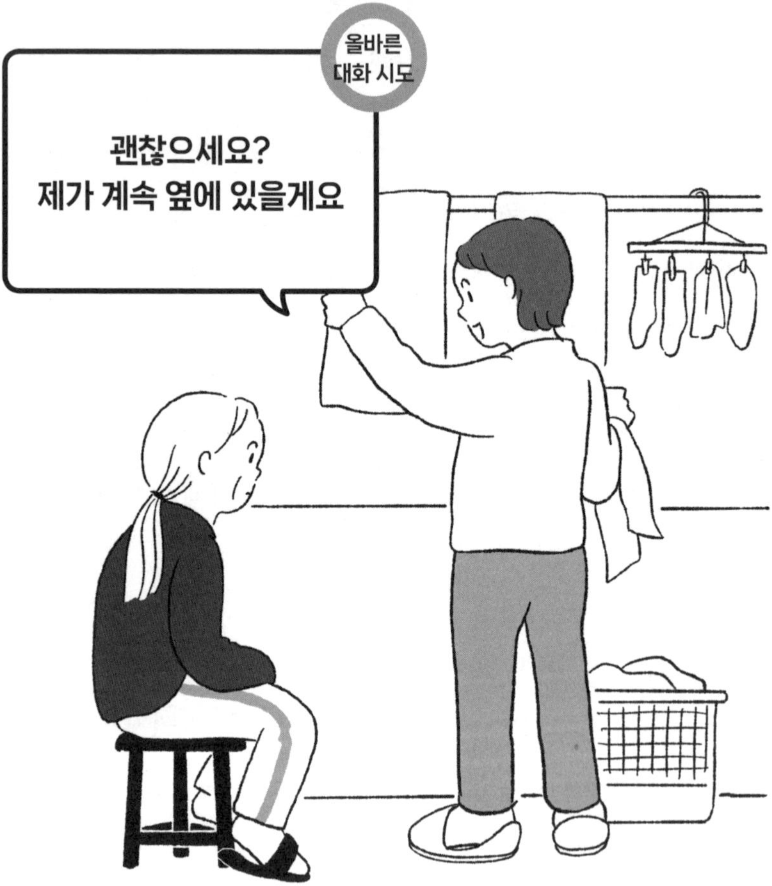

올바른 대화 시도

괜찮으세요?
제가 계속 옆에 있을게요

올바른 대화 시도	○ '우리에게 어머니는 아주 중요한 존재예요.'
	○ '항상 건강하셔야 해요.'

> 제2장 '인지 기능을 향상시키는 대화 방식'의 80가지 힌트

'안심'이 그 무엇보다 좋은 묘약

불안함이나 가족에 대한 부정적인 시선을 감소시켜 봅시다

집착

'앞으로 어떻게 되는 거지?', '또 민폐를 끼치는 건 아닐까?'. 치매 초기 환자는 우리가 생각하는 것보다 훨씬 불안함과 당혹스러움, 괴로움을 느낍니다. 이 불안감 때문에 '치매 환자인 자신을 버리고 주변 사람이 사라질 것'이라는 망상이 생겨나 간병인과 떨어지지 않으려는 집착으로 발전하는 일도 자주 있습니다.

게다가 치매가 진행되면 목적을 수행하기 위해 어떻게 해야 할지 알지 못하게 되는 '수행능력 장애'도 발병하여 집착의 원인이 됩니다.

지금까지 아무렇지 않게 수행할 수 있었던 몸단장하는 일이나 볼일을 가리는 일 등이 불가능해지므로 불안해질 수밖에 없습니다.

따라서 '의지할 수 있는 사람(간병인)'과 떨어지면 큰일이 나고, 마치 생명줄을 잃는다는 생각에 간병인을 쫓게 됩니다. 그러니 '따라오지 말라'는 말은 금물입니다.

'당신은 소중한 사람', '항상 같이 있다' 라는 안심감을 주고, '화장실에 갔다가 금방 올게요' 등과 같이 구체적인 약속을 하면 좋습니다.

NG '화장실 정도는 혼자서 가세요!'
→ 냉대하면 오히려 불안감만 커집니다.

NG '그만 하세요.'
→ 누군가에게 의지하면 좋을지 몰라 절망에 빠집니다.

잘못된 대화 시도

집착

간병인에 **들러붙어 떨어지려 하지 않을 때**

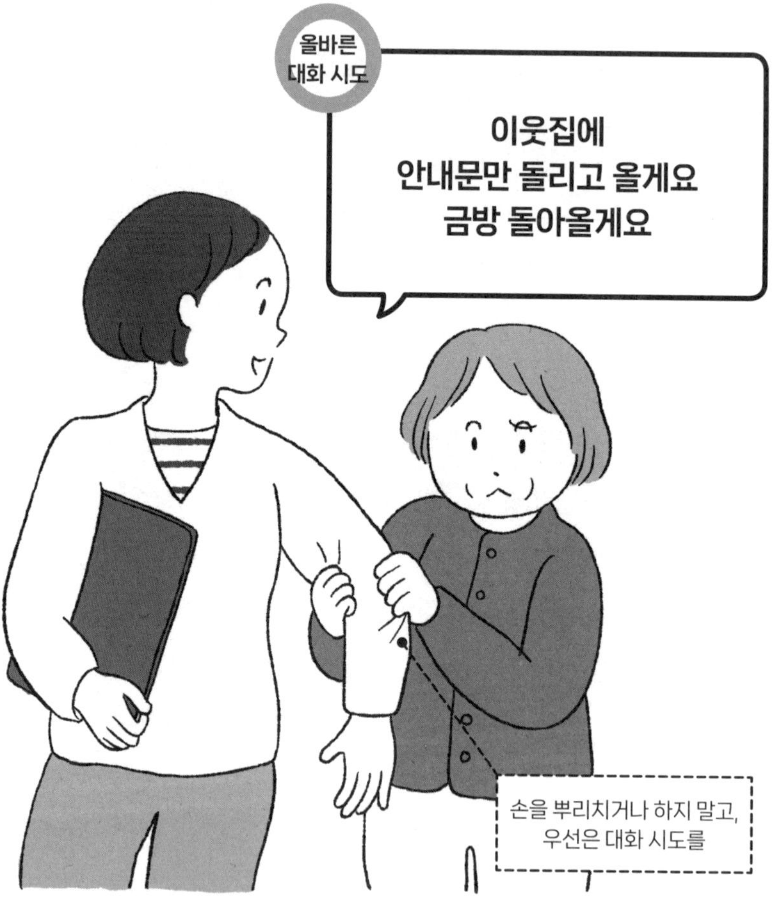

올바른 대화 시도

> 이웃집에
> 안내문만 돌리고 올게요
> 금방 돌아올게요

손을 뿌리치거나 하지 말고,
우선은 대화 시도를

올바른 대화 시도

○ '같이 세탁물을 개 주시겠어요? 그래 주시면 감사할 거 같아요!'

○ '집안 일은 잠시 미뤄두고, 어머님의 육아 경험담을 듣고 싶어요.'

제2장 '인지 기능을 향상시키는 대화 방식'의 80가지 힌트

지남력 상실로 인한 불안감을 해소

안심할 수 있고 '가능한 부분'을 끌어낼 수 있는 대화 시도가 정답입니다

집착

치매 환자가 집착하는 원인은 수행 기능의 쇠퇴(→ 140페이지 참조)와 함께 '지남력 상실'도 꼽을 수 있습니다. 현재와 과거의 경계가 모호해져 가족이나 주변 사람들이 살고 있는 '현재'를 공유할 수 없는 불안과 고독감. '어떻게 하면 좋을지 모르겠다', '앞으로 어떻게 되는 걸까', '이런 간단한 것도 못하다니'. 진행되는 증상을 얼버무려 넘기려 하거나, 자신감이 사라지고 의기소침해져서 울적해하거나…… 그래서 의지하고 싶어지는 것입니다. 의지하려는 사람은 당연히 가까이에서 돌봐주는 간병인입니다.

'들러붙지 좀 마세요!' 라며 냉대하지 말고 '세탁물을 말리러 마당으로 나갈 거니까 잠시만 기다려 주세요' 라고 설명해서 안심시켜 줍니다. 또, '저랑 같이 세탁물을 개 주시겠어요?' 등과 같이 치매 환자가 할 수 있는 일을 같이하는 등, 불안을 안심으로 바꿔주고, 할 수 없는 부분에서 할 수 있는 부분으로 시선을 돌릴 수 있는 대화를 선사해 주세요.

NG **'잡지 마세요! 들러붙지 마세요!'**
→ 불안을 증가시켜 좋을 일은 없습니다.

NG **'바쁘니까 거기에 있어요!'**
→ 지남력 상실로 이해하지 못합니다.

잘못된 대화 시도

집착

용건도 없는데 **몇 번이고 부를 때**

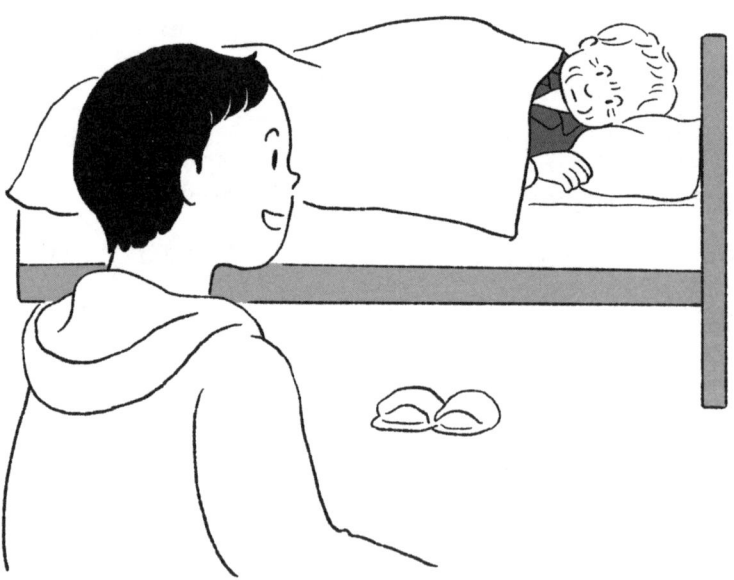

네, 왜 그러세요?

올바른 대화 시도

올바른 대화 시도	○ '슬슬 배가 고파지기 시작했나요?'
	○ '마침 잘됐네요. 차를 내오려던 참이었어요.'

제2장 '인지 기능을 향상시키는 대화 방식'의 80가지 힌트

무시하면 불안감이 늘어나 역효과
초조함 때문에 몇 번씩 불러도 이해해 줍시다

집착

단 몇 분 간격으로 '어이', 'ㅇㅇ 님, 좀 와줘요' 라고 불러서 서둘러 뛰어오면 별일 아니거나 단순히 대화 상대가 필요해서 불렀을 때는…… 아무리 마음 넓은 간병인이더라도 결국 질려버리는 것도 당연합니다.

바쁠 때는 안 들리는 척하고 싶은 마음이 굴뚝같겠지만, 무시하면 오히려 증상만 더 심해질 뿐입니다. 왜냐하면 치매 환자는 당신이 부르면 와줄지를 확인하고 싶기 때문입니다.

치매 환자는 항상 불안에 시달립니다. 증상이 진행되면서 점점 나 자신을 잃는 것만 같은 불안함에 그런 자신을 받아줄 사람이 누구일지 확인하고 싶은 것입니다.

그러니 불렀을 때 싫은 표정은 짓지 말고 얼른 뛰어가야 합니다. 그리고 부르지 않더라도 먼저 얼굴을 보여주는 방법이나, 시간이 생길 때마다 대화하러 가는 방법으로 호출 횟수를 줄여 봅시다.

NG *'……(침묵)'*
→ 불안함이 증가하여 역효과를 불어옵니다!

NG *'지금은 안 돼요! 나중에 해요!'*
→ 마찬가지로 불안함이 증가하여 오히려 더 많이 부를 수 있습니다.

잘못된 대화 시도

감정 폭발

> 현실을 망각하고 **'네가 잘못했어!'** 라고 말할 때

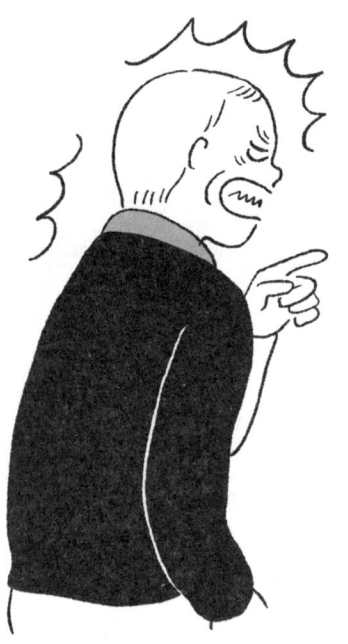
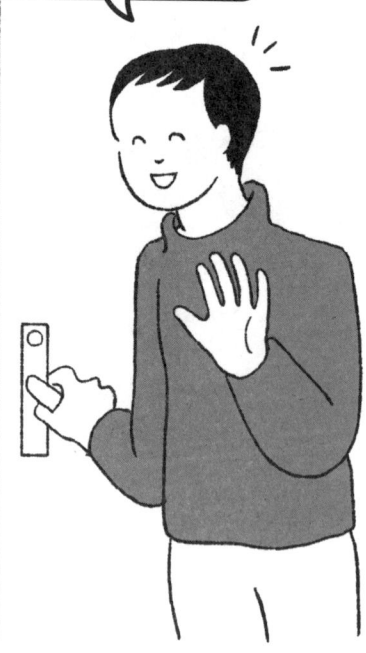

올바른 대화 시도: 죄송하지만, 잠시 화장실에 다녀올게요 금방 돌아올게요

올바른 대화 시도

○ '어머! 항상 보는 방송이 시작할 시간이네요! 본 다음에 다시 얘기할까요?'

○ '네, 알겠어요. 그런데 갈증은 안 나세요?'

반론하더라도 감정의 골만 깊어질 뿐
일시적으로 거리를 두어 잘 진정시켜 봅시다

치매에 걸리면 자신이 가장 화려하게 활약했던 시대를 '현재'라고 믿는 경우가 많습니다.

현재의 대통령이 고도성장기 시대의 대통령이었던 사람'이라면서 이제는 존재하지 않는 은행에 '여기에 돈을 투자하면 분명 돈을 벌 수 있을 거야!' 라며 단언하기도 합니다. 대체로 잘못된 내용을 주장하고 뜻을 굽히지 않죠.

하지만 이때 '지금은 21세기라니까요!', '아니에요!' 라고 반론해도 의미가 없습니다. 치매 환자는 고도성장기를 '현재' 라고 믿고 있기 때문입니다.

부정당했다는 사실에 흥분하여 말싸움으로 발전하면 그저 서로의 감정만 소모되어 쓰디쓴 후회만 남을 뿐입니다.

'또 시작됐다!' 라는 생각이 든다면 능숙하게 받아넘긴 후, 타이밍을 봐서 다른 화제를 제공해 봅시다. 좀처럼 그런 타이밍이 찾아오지 않는다면 '잠시 화장실에 다녀올게요' 라고 말한 후에 자리를 벗어날 시간을 버는 것도 한 가지 방법입니다.

NG '아니라니까요!'
→ 싸우면 감정의 골만 깊어지니 좋을 것이 없습니다.

NG '네네, 그렇다고 칩시다.'
→ 바보 취급하는 듯한 태도로 느낄 수 있습니다.

감정폭발

잘못된 대화 시도

감정 폭발

어떤 일이든 불만을 토로할 때

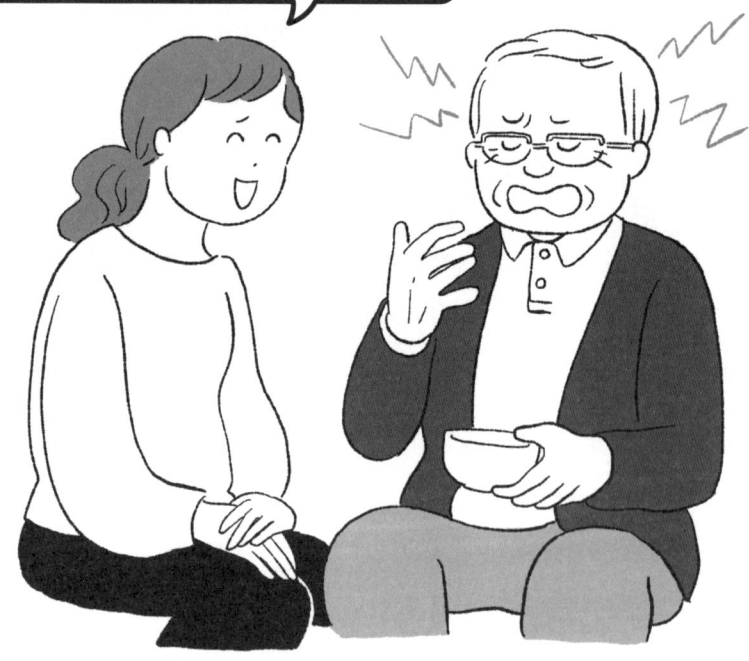

올바른 대화 시도

그렇네요
다음에는 ○○(으)로 해 볼까요?

올바른 대화 시도

○ '파란색이랑 노란색 중에 어느 수건을 주간 보호 센터에 가져갈까요?'

○ '에어컨이 아니라 할아버지가 좋아하는 선풍기를 켜 볼까요?'

제2장 '인지 기능을 향상시키는 대화 방식'의 80가지 힌트

불만=불안감이나 초조함의 배출구

불만에 불만으로 대항하지 말고 '그러면 이건 어떠세요?' 라고 제안해 봅시다

감정폭발

치매 환자 중에는 항상 불만을 토로하거나, 화를 내거나 반항적으로 구는 사람들이 있습니다. 이를 '이노성(Irritability)'이라고 하죠.

치매 환자는 기억장애로 인해 아까 체험했던 일을 잊어버리고는 합니다. '뭘 하고 있었더라', '왜 여기에 있었지?' 라며 무엇이 어떻게 된 것인지 이해하지 못해 초조함과 불안함에 자신을 쉽게 책망하기도 합니다.

또, 갈증, 공복감, 나른함 등 신체 문제를 정확히 말하지 못하고, 불면증이나 변비, 탈수 등의 컨디션 불량을 자각하지 못하죠. 치매 환자가 그러한 일상을 보내고 있다고 상상하는 것만으로도 '짜증을 낼 수밖에 없겠다' 라는 생각이 들지 않나요?

그러한 '공감'을 항상 유지하면서 짜증의 원인을 찾아 제거해 봅시다. 또, 감정에 휘말리지 말고 받아넘겨 '그게 싫다면 이건 어때요?', '이거랑 저거 중에 마음에 드는 걸 골라보세요' 등과 같이 불만에 대응하는 형식의 제안으로 짜증을 잠재워 봅시다.

NG '아~ 그래요?'
→ 싸우면 감정의 골만 깊어지니 좋을 것이 없습니다.

NG '이렇게 돌봐 주고 있는데.'
→ 돌봄을 받는다는 '부정적인 시선'을 자극하면 역효과가 납니다.

잘못된 대화 시도

149

감정 폭발

때리거나 난폭하게 구는 등의 **폭력적인 행동을 할 때**

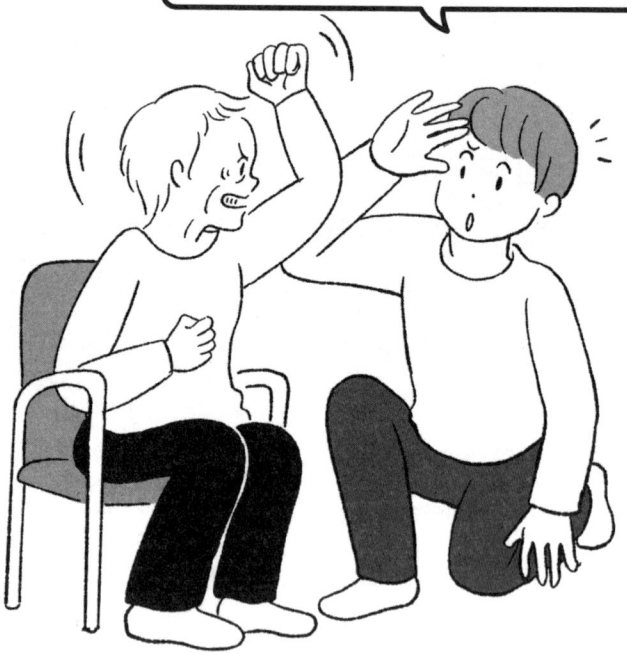

올바른 대화 시도

"왜 그러세요? 안 좋은 일 있었어요?"

올바른 대화 시도

○ (부드럽게 등을 쓰다듬으며)
'힘드시죠……'

○ '괜찮으세요? 이야기를 들려주세요.'

엄격하게 질책하면 불난 집에 부채질하는 격

마음이 진정될 때까지 지켜보는 것. 그것도 한 가지 방법입니다

치매에 걸리면 그전까지는 온화했던 사람도 갑자기 폭언을 토해내거나 폭력적으로 행동하기도 합니다. 이때 '그만 해요!' 라고 언성을 높이면 폭언이나 폭행 등의 감정실금(→ 155페이지 참조)은 보통 해결되지 않습니다. 이때 중요한 점은 무엇이 마음에 들지 않는지 그 원인을 파악하고 그것에 공감하고 원인을 제거하는 것입니다. 만약 위험하지 않다면 마음이 가라앉을 때까지 지켜보는 것도 한 가지 방법이 될 수 있습니다.

간병인은 어디까지나 냉정하게 치매 환자의 주장을 들어 줍니다. 주장을 펼치는 와중에 분노의 원인을 알 수 있는 힌트가 있을 것입니다. 만약 몸을 만져도 화를 내지 않는다면 부드럽게 등이나 발을 어루만지거나 손을 잡아 주면 서서히 진정될 것입니다.

치매 환자가 폭력적으로 행동하는 이유는 뇌의 위축 등으로 인해 이성적인 판단이 불가능해지거나 감정 제어가 어렵기 때문입니다. 간병하는 입장에서는 힘들겠지만, '치매 때문'이라는 점을 잊지 맙시다.

> 감정폭발

NG '적당히 좀 하세요.'
→ 질책하면 역정을 낼 수 있습니다!

NG '그렇게 난폭하게 굴면 보기 안 좋아요!'
→ 치욕과 부정은 문제 해결만 지연시킵니다.

> 잘못된 대화 시도

감정 폭발

갑자기 반항적인 태도를 보일 때

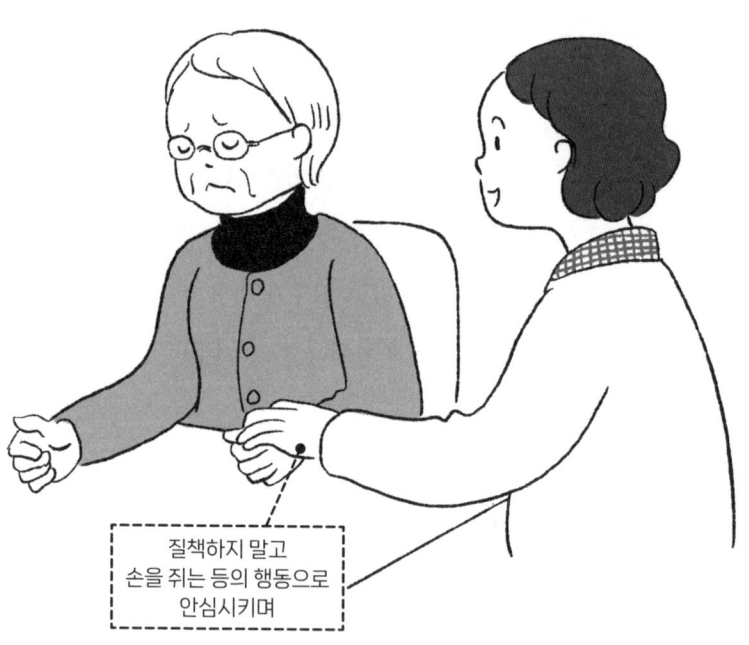

괜찮으세요?
제가 도와드려도 될까요?

올바른 대화 시도

질책하지 말고
손을 쥐는 등의 행동으로
안심시키며

올바른 대화 시도	○ '무슨 일 있으셨어요? 무엇이든 말씀해 주세요.'
	○ '혹시 배가 아픈가요?'

제2장 '인지 기능을 향상시키는 대화 방식'의 80가지 힌트

말로 표현할 수 없는 우울함을 치유

슬픔이나 불안은 상냥한 말투와 접촉을 통해 위로해 봅시다

'왜 갑자기 반항적인 태도를 보이는 걸까?' 간병인 입장에서 보면 치매 환자의 행동이 이해할 수 없겠지만, 그 행동에는 확실한 이유가 있습니다.

가장 먼저 꼽을 수 있는 이유는 지남력 상실(자신이 놓여 있는 상황이나 인물을 인지하지 못하는 장애)입니다. 간병인이 누구인지 인지하지 못해 '넌 누구야!'라며 반항적으로 행동하는 것일 수 있습니다. 또, '이대로 증세가 심해지면 어떻게 되는 거지?', '가족들에게 버림받지는 않을까?' 등, 치매 환자가 안고 있는 막연한 불안함이 짜증으로 바뀌어 간병인에게 화를 낼 가능성이 커집니다

당연히 '도대체 뭐야!' 라며 화를 내고 싶겠지만, 이럴 때는 짜증을 헤아려 줘야만 합니다. '무슨 일 있으셨어요?', '혹시 배가 아픈가요?' 등과 같이 '전 당신의 편이에요' 라는 자세로 상냥하게 대화를 시도해 봅시다. 환자와 함께 불안한 마음의 원인을 찾아 안심감을 주면 좋습니다.

감정폭발

NG **'제발 내 말 좀 들어요!'**
→ 일부러 반항하는 것이 아니므로 아무런 효과도 없습니다.

NG **'그러면 전부 혼자서 하세요.'**
→ 냉대하면 불안함만 늘어납니다.

잘못된 대화 시도

감정 폭발

갑자기 울면서 소리 지를 때

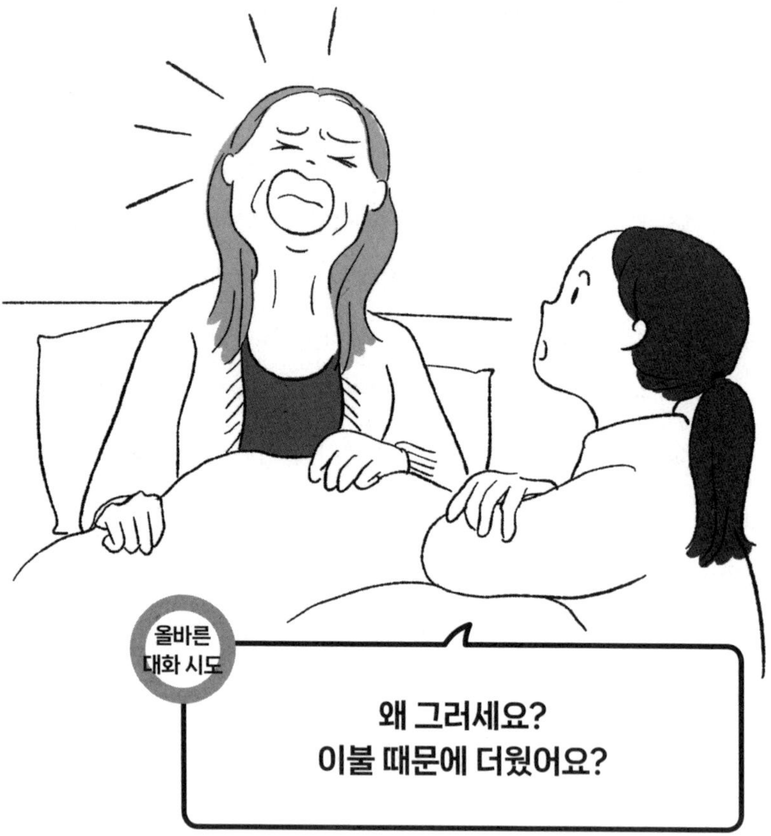

> **올바른 대화 시도**
> 왜 그러세요?
> 이불 때문에 더웠어요?

올바른 대화 시도	
	'제가 옆에 있으니 걱정하지 마세요.'
	'차를 마시면서 찬찬히 말씀해 보시겠어요?'

> 제2장 '인지 기능을 향상시키는 대화 방식'의 80가지 힌트

감정이 폭발하는 '감정실금'일지도

원인 파악→공감→대처, 고독감이나 불안함을 덜어내 줍시다

치매 환자가 갑자기 울면서 소리를 지를 때는 여러 원인이 있을 수 있습니다.

가장 먼저 생각해 볼 수 있는 원인은 '감정실금'입니다. 불쾌감, 컨디션 불량, 환경의 변화 등 다양한 원인으로 인해 감정이 화산 분화처럼 폭발하는 증상으로, 큰 소리를 울면서 소리치기도 합니다. 또, 치매 증상인 '환각'으로 인해 어떤 무서운 존재를 보는 경우도 있습니다.

이때, '시끄러워요!', '이웃집에 민폐니까 그만 해요!' 등과 같이 질책하면 치매 환자는 '이 사람은 내 괴로움을 전혀 몰라준다' 라며 실망만 할 뿐입니다. 이렇게 되면 오히려 불안함만 더 늘어나고 맙니다.

가장 중요한 점은 치매 환자가 안고 있는 불안함을 누그러트려 안심시키는 것입니다. 진정시킨 후에 이야기를 들어보고, 만약 컨디션 불량처럼 원인이 분명하다면 그 원인을 해결할 수 있도록 도와줍니다.

환각을 보는 것 같다면 '제가 (환각의 대상을) 쫓아낼 테니 걱정하지 마세요!', '같이 있어 드릴 테니 안심하세요' 등과 같이 대화 시도를 통해 다가가 보십시오.

감정폭발

NG   **'조용히 하세요!', '입 좀 다물어요!'**
→ 호통을 치면 사태만 악화할 뿐입니다.

NG   **'한밤중이라 이웃들에게 민폐예요!'**
→ 사회 통념으로 설득할 수 없습니다.

잘못된 대화 시도

155

감정 폭발

계속 초조해하며 돌아다닐 때

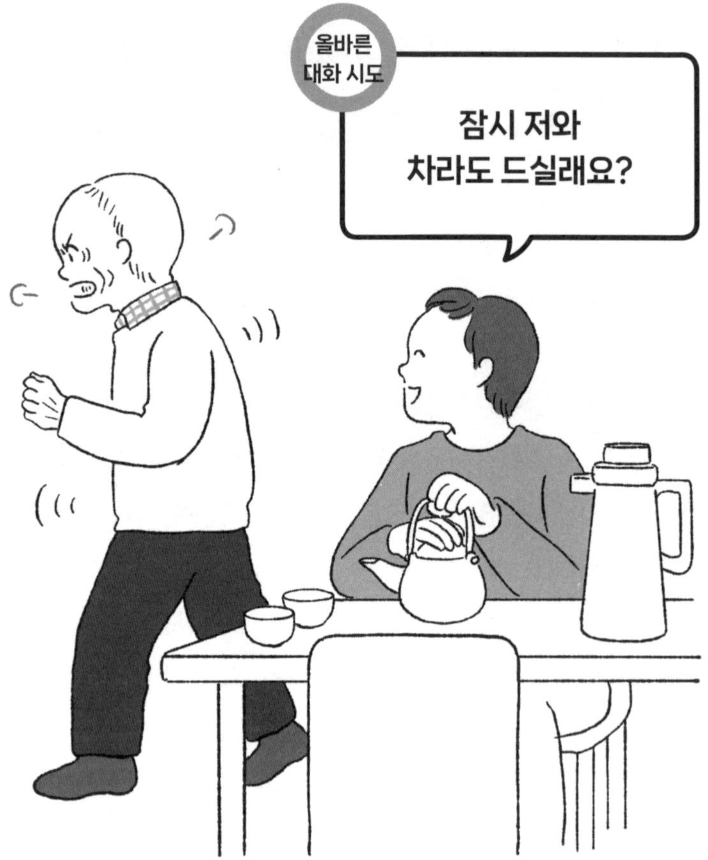

> **올바른 대화 시도**
> 잠시 저와 차라도 드실래요?

올바른 대화 시도

 '맛있는 케이크가 있으니 잠시만 앉아서 기다려 주세요.'

 '잠시 수다 좀 떨까요?'

제2장 '인지 기능을 향상시키는 대화 방식'의 80가지 힌트

얌전히 앉아 있지 못할 정도로 불안

넘어짐 등에 주의하며, 긍정적으로 받아들입시다

감정폭발

일부 치매 환자에게는 방 안을 돌아다니거나 식사 중에 이내 자리를 벗어나는 등 '운동과다증'이 나타납니다. 그 원인을 하나로 한정 지을 수 없지만, 운동과다증은 여러 불안함과 자신의 기분, 몸 상태를 정확히 말로 표현하지 못하는 답답함 때문에 나타난다고 합니다.

또, 약 부작용 때문에 운동과다증이 나타나는 경우도 있으니 너무 심한 경우에는 주치의에게 상담해 봅시다.

무릎을 계속 문지르는 등, 운동과다증이 나타나는 경우에는 정형행동(→136페이지 참조)일 가능성이 있습니다.

초조해하며 돌발적으로 돌아다니려고 할 때는 '또 시작됐다'라고 생각하며 눈을 떼거나 방치하지 않는 것이 중요합니다. 그리고 초조함의 세계에서 나올 수 있도록 '차라도 드실래요?' 등과 같이 앉아서 진정을 되찾을 수 있는 계기를 만들어 줍시다.

NG '가만히 좀 계세요!'
→ 어린아이를 훈육하는 것이 아니므로 전혀 효과가 없습니다.

NG '진정하세요.'
→ '진정할 수 없는' 질환이므로 스스로 제어할 수 없습니다.

잘못된 대화 시도

비난

가족의 험담을 퍼트릴 때

> 올바른 대화 시도
> 그렇군요...... 그런데 이번에 주간 보호 센터에 가는 거 말인데요

우리 가족들은 제대로 하는 게 없어!!

올바른 대화 시도	○ (말이 끊긴 시점에) '벌써 12시네요. 점심 먹을까요?'
	○ '그것참 힘드셨겠어요, 무슨 일 있으면 또 말씀해 주세요.'

> 제2장 '인지 기능을 향상시키는 대화 방식'의 80가지 힌트

질책은 백해무익

누군가에게 상처 주려는 것이 아니라 단지 자신을 지키고 싶을 뿐입니다

비난

치매 환자는 아주 그럴싸하게 '꾸며낸 이야기'를 할 때가 있습니다. 때로는 '집에서 매일 혹사당하고 있다' 라며 가족의 악행을 퍼트리려는 격으로 말하기 때문에 듣는 간병인 입장에서는 곤란할 수 있습니다……. '거짓 환상'이 발생하는 원인은 여러 가지가 있지만, 그것이 전혀 근거 없는 가족 악담인 경우에는 다음과 같은 심정이 밑바탕에 깔려 있을 수 있습니다.

치매 환자 중에도 당연히 인간으로서의 자존심'이 있습니다. 그저 지금의 자신은 '간호받고 있는 한심한 사람'일 뿐이고, 그런 자신을 인정하고 싶지 않고, 인정하지도 못합니다. 따라서 '나는 피해자다. 나쁜 사람은 가족들이다!' 라는 말도 안 되는 이야기를 만들어 내서 자신을 정당화하려 하죠. 이때 간병인이 할 수 있는 것은 환상을 긍정도, 부정도 하지 않고 타이밍을 잘 봐서 주의를 다른 데로 돌리는 것입니다. 또, 환상의 수준이 높으면 그 이야기를 들은 이웃이 그대로 받아들일 수 있습니다. '우리 할아버지가 무슨 말씀을 하셔도 받아넘겨 주실 수 있을까요?' 라고 미리 전해 두면 조금이라도 안심할 수 있을 것입니다.

NG '왜 항상 거짓말만…….'
→ 자신이 잘못됐다고 생각하지 않는 사람을 질책해도 소용이 없습니다.

NG '당신이 하는 말은 믿을 수가 없어요.'
→ 냉대하지 맙시다. 고독감이 늘어나면 환상에 박차를 가할 수 있습니다.

잘못된 대화 시도

비난

말을 걸면 '시끄러워!'라며 소리를 지를 때

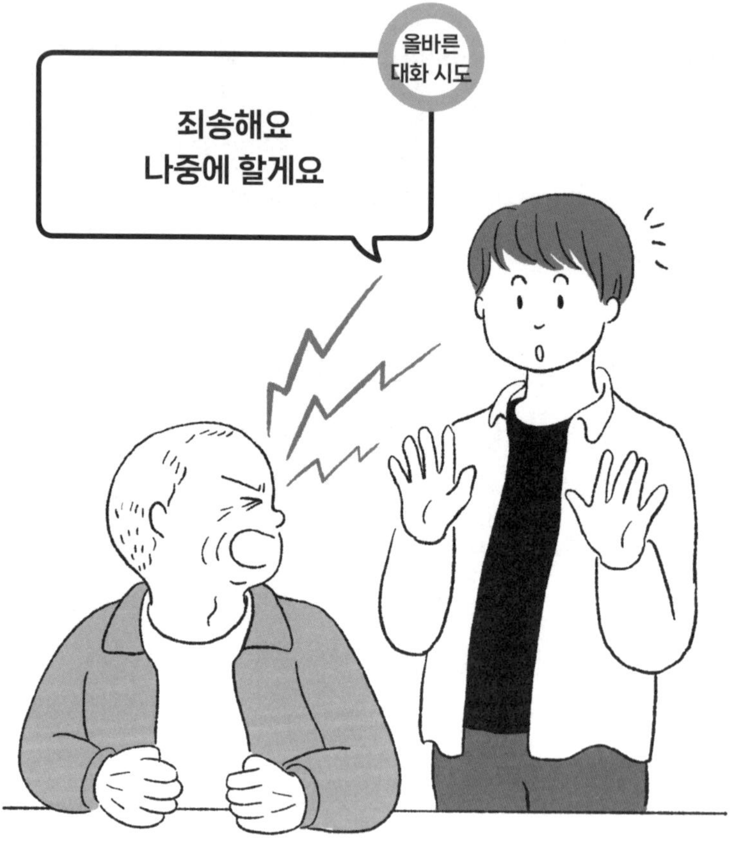

올바른 대화 시도

죄송해요
나중에 할게요

올바른 대화 시도

 '그럼 그 방송이 끝나면 식사할까요?'

 '옆에 있을 테니까 언제든지 말을 걸어 주세요.'

제2장 '인지 기능을 향상시키는 대화 방식'의 80가지 힌트

'시끄러워!' 라고 말하는 배후에는 무엇이 있을까?
'지금은 식사하고 싶지 않아' 라는 등, 지금의 기분을 파악해 봅시다

비난

최선을 다해 맞춤 식단까지 차린 후, 소파에 앉아 있는 할아버지에게 '자, 식사 준비가 다 됐어요' 라고 말했는데 돌아보지도 않고 '시끄러워!' 라고 말하면 '이렇게 최선을 다하고 있는데 왜?' 라는 생각이 들 수 있습니다. '어차피 치매 환자는 내 기분 따위는 알지 못하겠지…….' 이런 생각에 간병인은 완전히 의기소침해져서 간병 우울증에 걸리는 사례도 끊이지 않고 있습니다. 하지만 치매 특징에서 객관적으로 생각해 보면 '시끄러워!' 라는 말은 간병인의 성의에 대한 거절은 아닙니다. 예를 들어 지금 가장 좋아하는 텔레비전 방송을 보는데 잘 안 들려서 '시끄러워', 지금 무엇을 했었는지 생각이 나지 않아 마치 영화를 중간부터 보는 듯한 느낌이 들어 초조해하고 있는데 말을 걸어서 '시끄러워', 변비 때문에 속이 더부룩한데 '식사하셔야죠' 라는 말을 들어서 자기도 모르게 '시끄러워!' 라는 말이 튀어나올 수 있습니다. "'시끄러워!' 라고 소리치는 원인을 제거해 줘!" 라는 환자의 비명, 그 신호를 눈치채면 간병인도 스스로 간병 우울증의 함정에서 빠져나올 수 있습니다.

NG '시끄러운 건 그쪽이에요!'
→ 시비조로 말하지 말고 '병 때문에 하는 행동'이니 이성적으로 대처합시다.

NG '이제 어떻게 되든 몰라요!'
→ 간병을 포기하는 듯한 발언은 오히려 초조함만 늘어납니다.

잘못된 대화 시도

비난

'당신한테 도움받고 싶지 않아!' 라고 말할 때

올바른 대화 시도

필요한 일이 생기면 말씀해 주세요

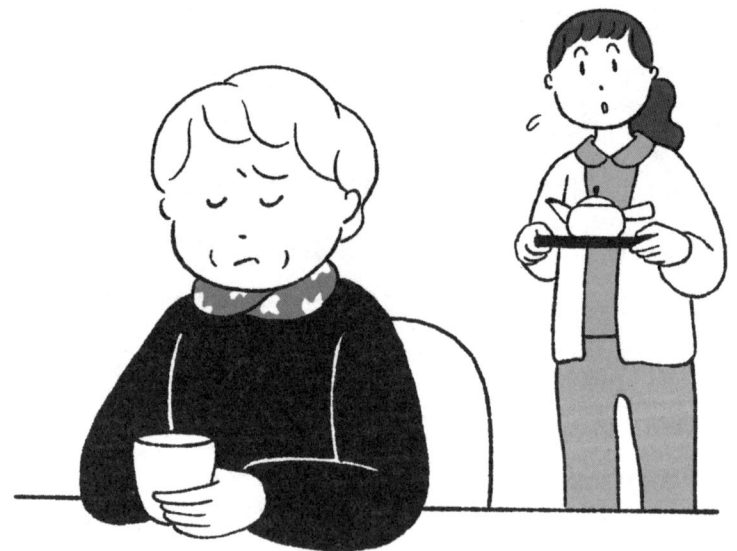

올바른 대화 시도

○ '죄송해요. 깜빡하고 싫어하시는 고등어를 드렸네요.'

○ '마음 상하게 해드려서 죄송해요. 다음부터는 더욱 조심할게요.'

제2장 '인지 기능을 향상시키는 대화 방식'의 80가지 힌트

꾹 참은 후, 진정된 상태에서 대화를 시도해 봅시다
대화를 시도한 후, 서로를 위해 일단 거리를 두는 방법도 있습니다

비난

당신이 만약 무슨 사정이 생겨서 기저귀를 차고 있다고 가정해 봅시다. 그때 다른 사람들 앞에서 '슬슬 기저귀 갈까요?' 라는 말을 듣는다면 어떨까요? 그렇게 말하는 사람에게 좋은 감정을 가지기는 힘들지 않을까요?

이것은 치매 환자에게도 마찬가지입니다.

치매 환자가 어느 날 갑자기 간병을 거부할 때가 있습니다. 이것은 간병인 측에서는 간병 '거부'처럼 느껴지지만, 치매 환자에게는 '싫다는 의사 표현'일 뿐입니다. 앞선 예시와 같이 사람들 앞에서 치욕스러운 일을 겪는 등 무언가 싫은 일을 당하면 기분이 상할 수밖에 없습니다.

이럴 때는 조금 시간을 두는 것도 한 가지 방법입니다. '무슨 일이 생기면 말씀해 주세요' 등과 같이 말한 후, 자리를 잠시 옮깁니다. 시간이 조금 지난 후에 '무슨 일 있으셨어요?' 등과 같이 아무렇지 않게 말을 겁니다. 시간을 두면 기분이 나아지는 경우가 많습니다. 간병하느라 힘들겠지만, 타인의 존엄성에 상처를 입히지 않는 관계를 유지해 봅시다.

NG **'됐으니까 ○○해 주세요.'**
→ 강요하지 맙시다. 존엄성에 상처를 입습니다.

NG **'혼자서는 아무 것도 못 하면서.'**
→ 존엄성에 상처를 입혀서는 안 됩니다!

잘못된 대화 시도

비난

'불륜이다!' 라며 배우자에게 온갖 **의심을 품고 질책할 때**

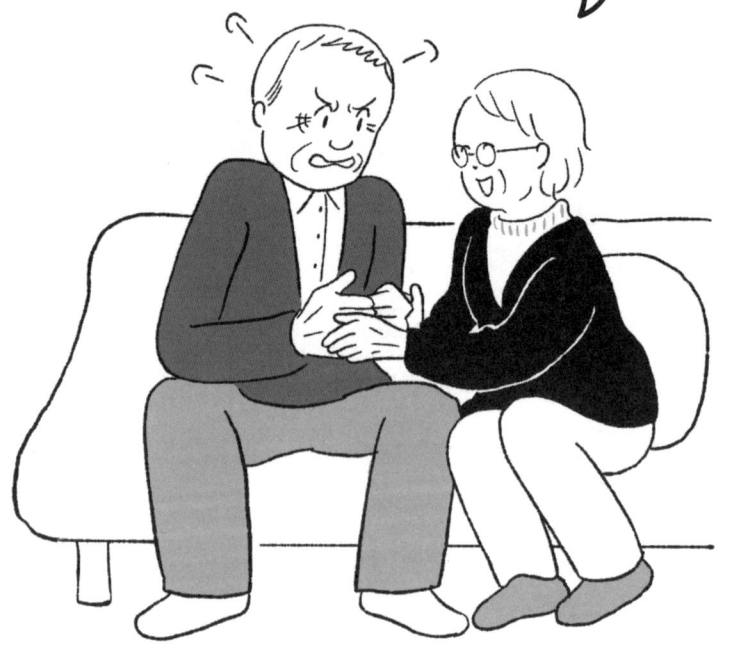

올바른 대화 시도

> 당신 이외의 남자는 안중에도 없어요

올바른 대화 시도

○ '당신이 잘하는 감자 껍질 깎기를 부탁해도 될까요?'

○ '첫 데이트 때 봤던 영화, 같이 보러 가요.'

제2장 '인지 기능을 향상시키는 대화 방식'의 80가지 힌트

'질투 망상'에는 그 어떤 호소도 통하지 않는다
불안감을 없애주어 여유롭게 극복해 봅시다

비난

배우자가 바람이나 불륜이라고 책망하는 탓에 사실무근이라고 호소해도 전혀 이해하지 못하는, 그런 골치 아픈 '질투 망상'으로 고민하는 사람이 적지 않습니다.

질투 망상은 '이런 나는 배우자에게 버림받아도 어쩔 도리가 없다'라는 절박한 심정 때문에 생겨난다고 합니다. 그런 생각에 한 번 휩싸이면 바람을 피고 있지 않다는 사실을 아무리 열거해도 '능숙한 변명'이라고만 받아들여 바람과 불륜이 '치매 환자에게는 그저 사실'로 다가올 뿐입니다.

따라서 이럴 때는 변명과 사실의 나열이 아니라 다음과 같이 불안을 없애줄 상냥하고 부드러운 말이 필요합니다. '다른 사람은 눈에 들어오지도 않아요', '당신을 보살필 수 있어서 행복해요'. 손을 감싸 쥐거나 부드럽게 토닥이는 등 신체접촉의 기회를 많이 가지는 방법도 효과적입니다. 또, 도움을 부탁하는 등 분위기 전환을 통해 피해망상의 세계에서 빠져나올 수 있도록 돕는 방법도 있습니다.

NG   **'네, 맞아요! 불륜 중이에요!'**
→ 트집 잡는 말에 대응하면 불안함만 늘어납니다.

NG   **'무슨 뚱딴지같은 소리예요! 다 망상이에요.'**
→ 말하고 나면 속은 시원할지 모르지만, 사태는 혼란스러워질 뿐입니다.

잘못된 대화 시도

비난

전화를 빈번히 걸어올 때

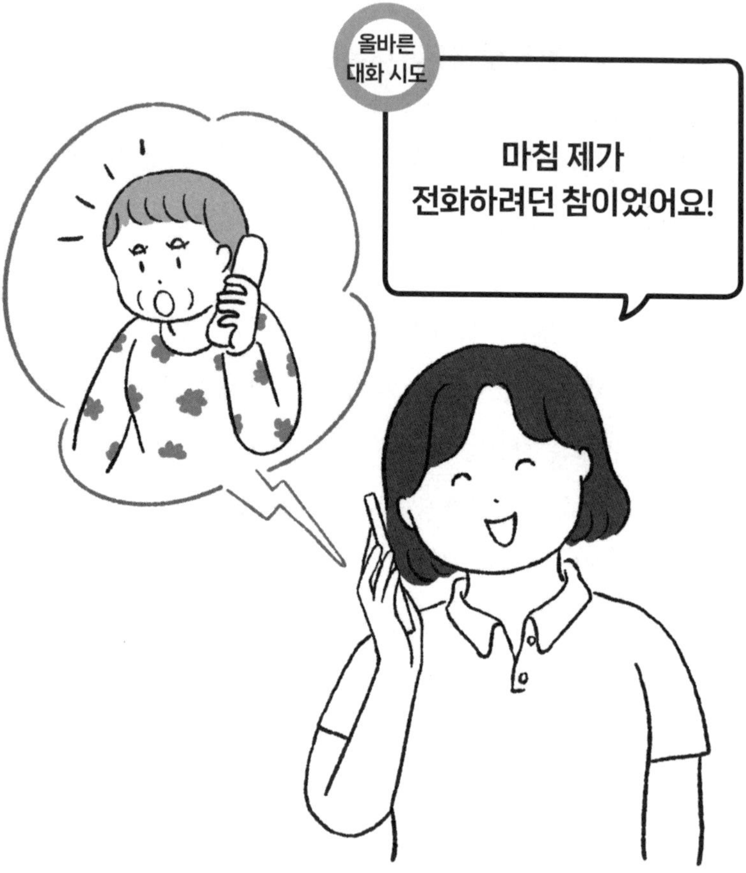

올바른 대화 시도

마침 제가 전화하려던 참이었어요!

올바른 대화 시도	'할 일이 있으니까 저녁 6시 넘어서 전화 드릴게요.'
	'집안 일 하느라 전화 못 받아서 죄송해요.'

전화 횟수는 불안함에 비하면 극히 일부

시간을 정하거나 때로는 자동응답기 등으로 무리하지 말고 대응합시다

떨어져서 사는 치매 환자가 있는 경우, 특별한 용건도 없는데 밤낮없이 전화를 걸어오는 때가 많습니다.

치매 환자가 빈번히 전화를 걸어오는 이유는 고독감을 느끼거나, 매일 진행되는 증상에 대한 불안함 때문이거나, 기억장애로 인해 아까 전화했던 사실을 완전히 잊어버리는 등 다양한 원인이 있을 수 있습니다.

어쨌든 치매 환자에게는 '전화를 걸 수밖에 없는 확실한 이유'가 있다는 뜻입니다. '도대체 몇 번을 전화하는 거예요!' 라고 화를 내거나 이야기를 대충 받아넘기면 문제만 악화될 뿐입니다.

통화 내용이 금전적인 불안함 등과 같이 명확한 경우에는 문제가 해결되었을 때 전화 횟수가 줄어드는 것을 기대할 수 있습니다. 또, 건성으로 대응하면 '정말 이해한 거 맞아?' 라는 생각에 다시 전화를 거는 계기가 될 수 있습니다. 그러니 이야기는 제대로 들어줍시다. 또한 선수를 쳐서 먼저 전화를 걸거나, 전화를 받을 수 없는 시간을 알려줘서 그 시간에는 자동응답기로 전환하는 등 대책을 마련해 봅시다.

NG '그 얘기, 아까 통화할 때도 했잖아요?'
→ 같은 이야기를 하더라도 질책하지 맙시다.

NG '지금이 몇 시인지 아세요?'
→ 늦은 밤에 전화가 오면 괴롭겠지만, 그래도 '이런 시간에 어쩐 일이세요?' 라고 먼저 이야기해 봅시다.

잘못된 대화 시도

비난

'물건이 없어졌다!' 라고 말할 때

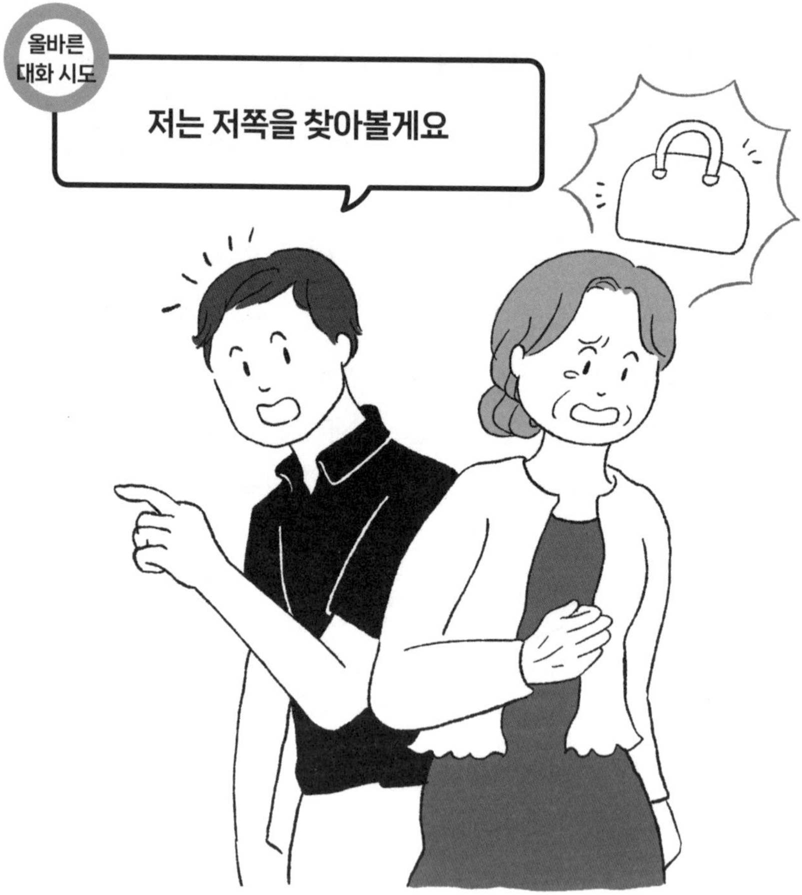

올바른 대화 시도: 저는 저쪽을 찾아볼게요

올바른 대화 시도

 '걱정이네요, 조금 더 찾아볼까요?'

 '(다른 사람을 향해) 같이 찾아 주세요.'

제2장 '인지 기능을 향상시키는 대화 방식'의 80가지 힌트

'절도 피해망상'에도 이유가 있다

'상실'의 슬픔에 공감해 주며 끝까지 함께 합시다

비난

'절도 피해망상'은 치매의 수많은 피해망상의 일종입니다. 실제로는 어딘가에 두었다는 사실을 잊어버려 찾지 못하거나 찾으려고도 하지 않고 '분명 누군가가 훔쳤음에 틀림없어' 라고 생각합니다.

집에서뿐만 아니라 주간 보호 센터에서 '코트를 훔쳐 갔다!' 라며 소란을 피우는 경우도 있습니다. 어쨌든 치매 환자에게 아주 소중하고, 없어지면 곤란한 물건이 홀연히 사라졌습니다. 그 불안함에 확실히 공감해 주기부터 시작해 봅시다. '큰일이네요! 같이 찾아볼까요?' 라고 말한 뒤, 철저하게 찾아봅시다. 찾아보면 발견할 때도 있으니 '다행이에요! 찾았네요' 라는 말로 해결할 수 있습니다.

또, 외출 장소에서 도난 소동을 벌일 때, 애초에 그 장소에 가져가지도 않은 물건을 찾을 경우에는 어느 정도의 시간이 지난 후에 '여기에 없는 거 같네요' 라며 일단락을 짓습니다. 이어서 '그럼 집에서도 찾아볼까요?' 라고 말해 봅시다. 그러면 집에 돌아가는 와중에 절도를 당했다는 의혹은 기억의 저편으로 사라질 것입니다.

NG '이봐요, 여기에 있잖아요!'
→ 화를 내면 '이 사람은 내가 곤란한데 화내는 나쁜 사람'으로 인식될 수 있습니다.

NG '또 어디에 두고 잊어버린 거 아녜요?'
→ 사실≠정답. 불안감은 언제까지고 불식되지 않을 것입니다.

잘못된 대화 시도

169

거부!
약을 먹지 않거나 토해내려 할 때

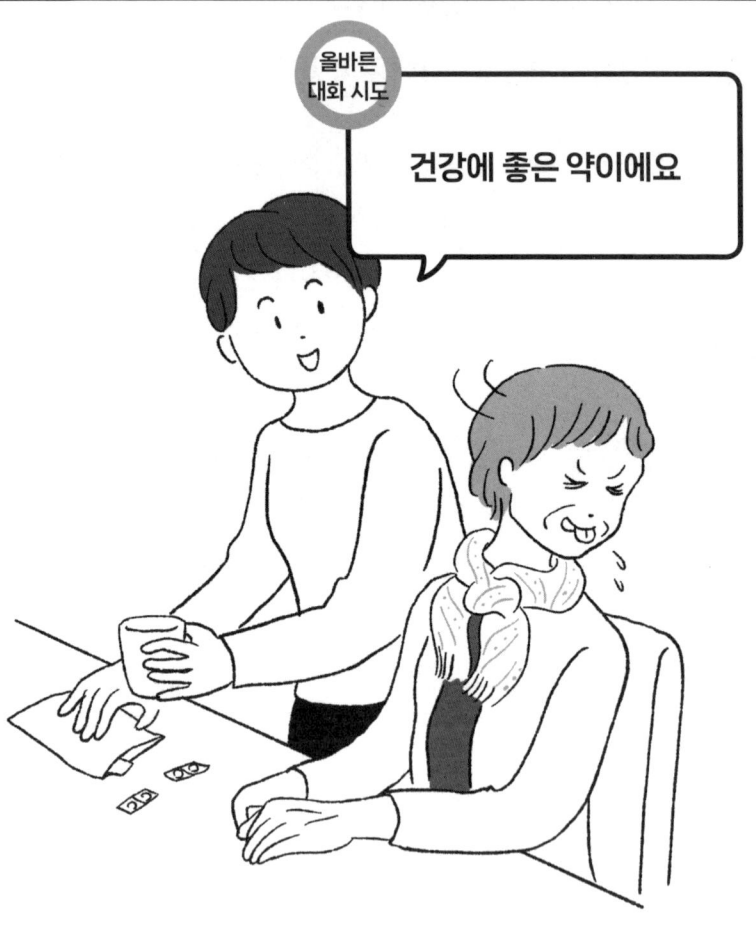

올바른 대화 시도: 건강에 좋은 약이에요

올바른 대화 시도

○ '약 드시고 오래오래 사세요.'

○ '알약이 힘들면 물약으로 바꿔 달라고 할까요?'

제2장 '인지 기능을 향상시키는 대화 방식'의 80가지 힌트

강요하면 외고집만 부릴 수 있다

의사나 약사에게 조력을 구해 복용을 조절합시다

치매 환자가 약을 먹어야 할 때, 입에 넣어도 금방 뱉어내는 환자가 있습니다. 그렇다고 해서 억지로 입을 벌려서 먹게 해서는 안 됩니다. '독이라도 든 거 아니야?'라며 피해망상으로 발전할 수 있습니다.

또, 음식이나 음료에 약을 몰래 넣는 방법은 치매 환자가 눈치챘을 때 피해망상뿐만 아니라 간병인과의 신뢰 관계가 근간부터 흔들릴 우려가 있으므로 가능한 한 피해야 합니다.

어쩌면 약을 삼키는 힘이 약해져서 '약을 먹기 싫은' 상태일 수 있습니다. 가루약이나 알약을 먹기 쉬운 형태인 물약으로 변경하는 등 의사와 상담해 봅시다.

만약 복용 문제가 아니라 단지 반항적인 행동을 하는 경우에는 상한 감정을 풀 수 있도록 다음과 같이 대화를 시도해 봅시다. '몸에 좋은 약이에요', '먹으면 건강해질 수 있어요', '약 드시고 오래오래 사세요'.

거부!

NG **'약 안 먹으면 증상이 더 심해져요.'**
→ 협박은 폭언과 같습니다. 폭언은 존엄성을 떨어트립니다.

NG **'그래요, 멋대로 하세요.'**
→ 복용은 매일 해야 할 일입니다. 냉정하게 해결책을 찾아봅시다.

잘못된 대화 시도

171

거부!

성인용 기저귀를 거부할 때

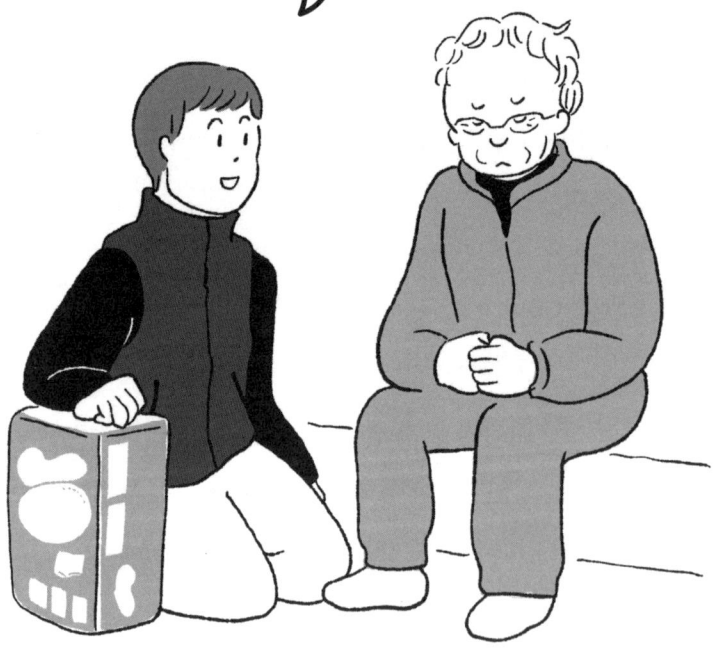

외출할 때라도 한번 신제품을 시도해 볼까요?

올바른 대화 시도

올바른 대화 시도

○ '저도 시범 삼아 입어 봤는데 감촉이 좋더라고요.'

○ '주무실 때는 기저귀를 차야 숙면하기 좋을 거예요.'

치매 환자의 기분을 최우선

수치심이나 비참함을 충분히 이해하고 강요하지 맙시다

대소변 실수가 계속되면 간병인은 '성인용 기저귀를 찼으면 좋겠다' 라고 절실히 생각하게 됩니다. 하지만 치매 환자 중에는 '노인 취급하지 마!', '그런 비참한 모습이 되고 싶지 않아' 라며 존엄성에 상처를 입어 기분 상하는 환자도 있습니다.

그러나 대소변이 잘 조절되지 않는 상태라면 외출을 꺼려 점차 집에만 있으려 할 수 있습니다. 그렇게 되면 치매 증상도 점점 더 악화되어 체력도 떨어지면서 사태가 심각해집니다.

우선은 '외출할 때라도 사용해 볼까요?' 라며 제안해 봅시다. 두께나 색상, 성능이 다른 몇 가지 샘플 제품을 준비해서 '어떤 게 좋으세요?' 등과 같이 본인이 원하는 제품을 선택하게 하는 방법도 좋습니다.

외출 시 착용에 익숙해지면 수면 시에도 추천해 보는 등 치매 환자의 의사를 존중하면서 강요하지 말고 대화를 시도해 봅시다.

NG '기저귀를 안 차면 또 바지에 지려요.'
→ 수치심에 박차를 가하고 맙니다.

NG '할머니 연세면 누구나 다 차요.'
→ 나이를 예로 들어도 이해하지 못합니다.

잘못된 대화 시도

거부!

거부!

목욕하기 싫어할 때

올바른 대화 시도

오늘은 향기로운 입욕제를 넣었어요
느긋하게 욕조에 몸 좀 담가 볼까요?

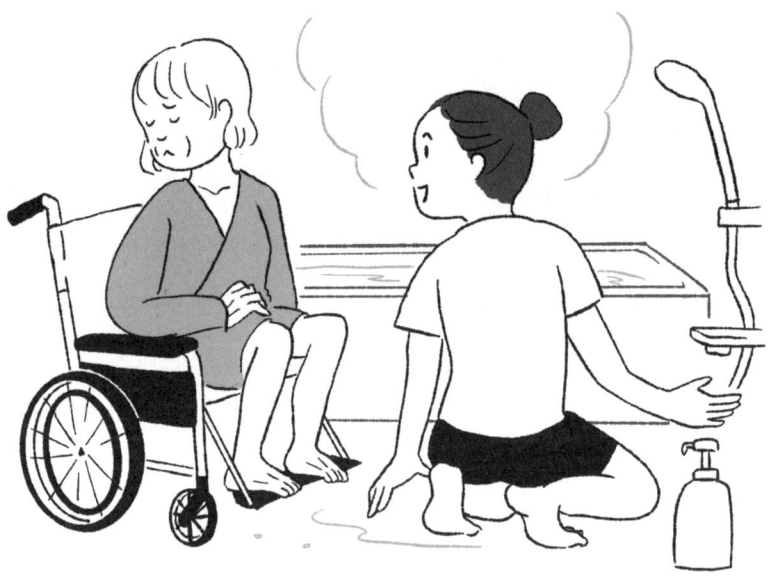

올바른 대화 시도

○ '밖에서 기다리고 있을 테니
무슨 일이 있으면 불러 주세요.'

○ '외출 준비를 위해서 우선 목욕부터 할까요?'

제2장 '인지 기능을 향상시키는 대화 방식'의 80가지 힌트

거부!

목욕을 싫어하는 이유에 맞게 대처

강요하면 반감만 생길 뿐. 목욕에 긍정적인 인식을 줄 수 있도록 방안을 모색해 봅시다

목욕을 싫어하는 치매 환자는 많습니다. 우선 왜 목욕하기 싫어하는지 그 원인을 찾아봅시다.

'귀찮아'하는 환자에게는 '오늘은 향기로운 입욕제를 넣었으니까 온천 기분을 내보는 건 어떠세요?' 등과 같이 목욕에 대한 긍정적인 생각이 들 수 있는 대화 시도와 계기를 만들어 줍니다.

'밖에 안 나갈 거니까 안 씻을 거야'라고 말하는 환자에게는 반대로 외출의 기회를 제공해 줍니다. 외출 장소에 꾸미고 갔다 오자는 구실로 목욕을 유도합니다. '내일은 외출할 거니까 씻어볼까요?', '외출 준비를 위해서 깨끗이 씻어볼까요?'.

종종 목욕 도와주기를 수치스럽게 느끼는 분도 있습니다. 만일 위험하지만 않다면 '그럼 밖에서 기다릴게요', '제가 등만 씻겨 드릴게요. 나머지는 직접 하세요' 등과 같이 적당히 거리를 유지하면서 도와줍니다.

욕조 앞에 가면 순조롭게 목욕하려는 환자도 있으니 '족욕이라도 하실래요?' 등과 같은 밝은 대화 시도로 유도해 봅시다.

NG | **'더러우니까 목욕 좀 해요.'**
→ '더럽다'라는 말은 인격 모독적인 말입니다.

NG | **'씻어야 해요!'**
→ 강요하면 반발심만 생겨 오히려 고집만 세질 수 있습니다.

잘못된 대화 시도

175

거부!

마스크를 쓰려 하지 않을 때

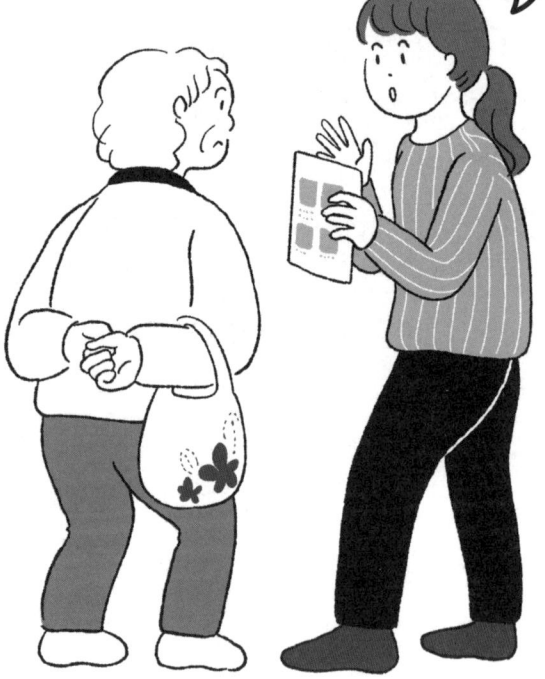

올바른 대화 시도: 마스크를 써야 하는 규정이 생겼대요

올바른 대화 시도	○ '이 마스크는 입체형이라서 숨쉬기 좋을 거예요.'
	○ '어머, 오늘 마스크 색깔, 멋있네요!'

제2장 '인지 기능을 향상시키는 대화 방식'의 80가지 힌트

마스크를 싫어하는 원인을 찾아낸다
'내켜 하지 않는 행동'을 실천하게 하는 여러 방법

거부!

마스크를 싫어하는 치매 환자는 적지 않습니다. 증상이 진행돼서 마스크를 써야 하는 이유를 이해하지 못하면 마스크 착용은 힘들어집니다. 그 점을 잘 고려해서 우선 원인부터 파악해 봅시다. '이 마스크는 싫으세요? 작아요? 숨쉬기 힘들어요? 귀 쪽이 아파요?'. 대답하기 쉽도록 먼저 구체적인 예시를 들어가며 질문합니다. 특별히 이거다 싶은 원인이 없는 경우에는

- 마스크 착용이 규정이 되었다고 쓰여 있는 서류를 보여준다
- '마스크를 씁시다' 라고 쓰인 포스터를 붙인다 …… 회사원이었던 환자는 서류나 포스터의 안내 사항에 성실히 임하는 환자도 많습니다.
- 취향에 맞는 마스크를 준비 …… 입체형으로 숨쉬기 편하거나 좋아하는 색상의 마스크 등.
- 같이 마스크를 사러 간다 …… 직접 고르게 한다.

등, 여러 방법을 시도해 봅시다.

NG '됐으니까 마스크 써요!'
→ 어린아이가 아니므로 그렇게 말해도 소용이 없습니다.

NG '마스크 안 쓰면 혼나요.'
→ '마스크=혼난다' 라는 공식이 성립될 수 있습니다.

잘못된 대화 시도

177

거부!

주간 보호 센터에 가기 싫어할 때

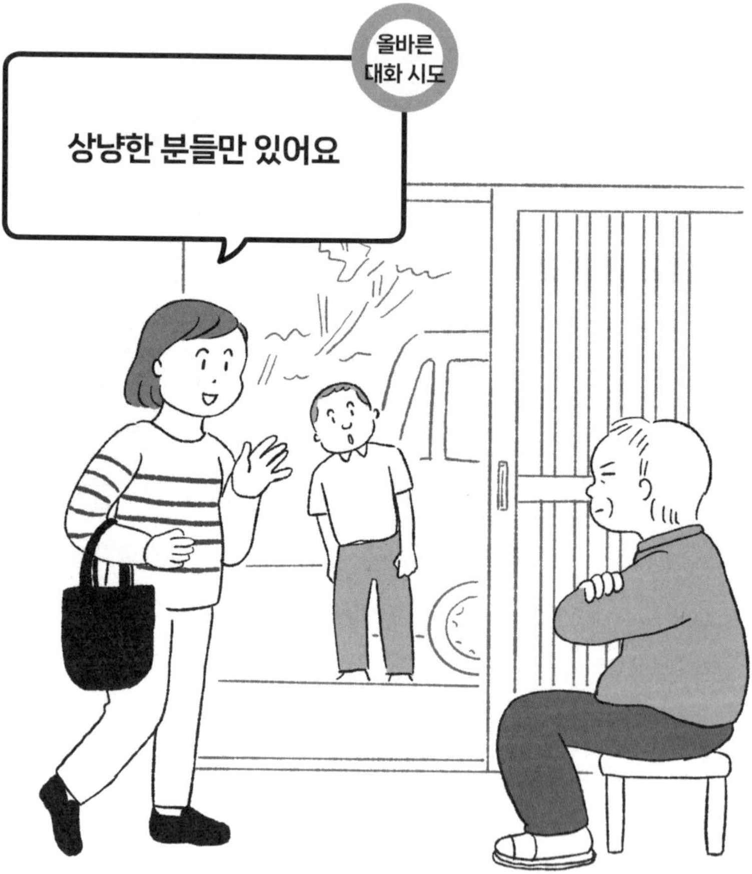

> 상냥한 분들만 있어요

올바른 대화 시도

올바른 대화 시도	
	'오늘의 점심 메뉴는 가장 좋아하시는 새우튀김이에요.'
	'버스 시간은 여유 있으니 천천히 준비하세요!'

제2장 '인지 기능을 향상시키는 대화 방식'의 80가지 힌트

상한 감정을 없애 준다

기꺼이 외출할 기분이 들 수 있는 것이 무엇인지 생각해 봅시다

'주간 보호 센터에는 안 갈 거야!' 돌연 주간 보호 센터에 가기를 거부할 때는 원인에 맞는 대화 시도와 대응이 필요합니다.

- 원활히 외출 준비를 하기 힘들거나 귀찮아할 때 …… '버스 시간은 여유 있으니 천천히 준비하세요!' 등과 같이 진정시킬 수 있도록 대화를 시도.

- 처음이라 잔뜩 주눅이 들어 있다 …… '잠시 놀러 가 볼까요?', '상냥한 분들만 있대요' 라며 유도할 수 있도록 대화를 시도. '점심으로 나오는 ㅇㅇ(이)가 엄청 맛있대요' 등과 같이 식욕을 돋을 수 있는 대화 시도가 효과적인 경우도 있습니다.

- 지금까지는 잘 다니다가 갑자기 '싫다' 라고 할 때 …… 주간 보호 센터에서 무슨 일이 있었을지 모릅니다. 좋지 않은 감정만 남아 있고 무슨 일이 있었는지 '사건의 기억'은 잊는 환자도 많으니 직원에게 상담해서 신속히 원인을 규명해 봅시다.

거부!

NG '꼭 가야만 해요!'
→ 치매 환자는 '안 가도 문제없다' 라고 생각하므로 의사소통이 잘 되지 않습니다.

NG '얼마 전엔 갔었잖아요…… 무슨 일 있었어요?'
→ 치매 환자는 구체적으로 설명하기 힘들어합니다.

잘못된 대화 시도

거부!

통원 치료를 받기 싫어할 때

올바른 대화 시도

"외출하기 피곤하시죠? 근데 전 좀 걱정돼서요"

올바른 대화 시도

 '진료가 끝나면 근처 마트에 들러 볼까요?'

 '간호사 선생님이 할아버지가 보고 싶대요.'

> 제2장 '인지 기능을 향상시키는 대화 방식'의 80가지 힌트

'제가 걱정돼서요'라며 부탁한다

진찰 횟수나 진찰 장소 등을 의사와 상담해 보는 것도 한 가지 방법입니다

치매 환자 중에는 고혈압이나 당뇨병 등 또 다른 질병을 앓고 있는 경우가 적지 않습니다. 정기적인 진찰이 필요한데 '병원에 가기 싫어!'라며 고집을 부리면서 거부하는 환자도 있습니다.

원래 병원을 싫어하거나, 대기 시간이 길어서 지루해하거나, 외출을 꺼리는 등, 다양한 원인이 있을 수 있지만, 이유가 무엇이든 '제가 걱정돼서요. 꼭 병원에서 진찰받아 보세요', '제대로 진찰을 받아서 오래오래 사셔야죠'라며 진심으로 부탁해 봅시다. 누군가가 걱정해 주니 싫어하지는 않을 것입니다.

또, 외래 진료가 곧 외출이라고 생각할 수 있도록 쇼핑 등의 부수적인 즐거움이 있음을 호소하면 긍정적으로 변할 가능성이 있습니다. 병원 직원이 기다리고 있다고 하는 등, 다른 사람과 교류하는 기쁨을 시사하는 것도 좋은 방법입니다.

만약 병원 가기를 극도로 꺼린다면 진찰 횟수를 줄이거나 왕진의 가능성 등을 주치의와 상담해 봅시다.

NG ✕ **'병원에 안 가면 더 심해질 거예요!'**
→ 그러한 인과관계를 이해하지 못합니다.

NG ✕ **'약속했잖아요……'**
→ 약속했다는 것을 기억하지 못합니다.

잘못된 대화 시도

거부!

차량 운전을 그만두려 하지 않을 때

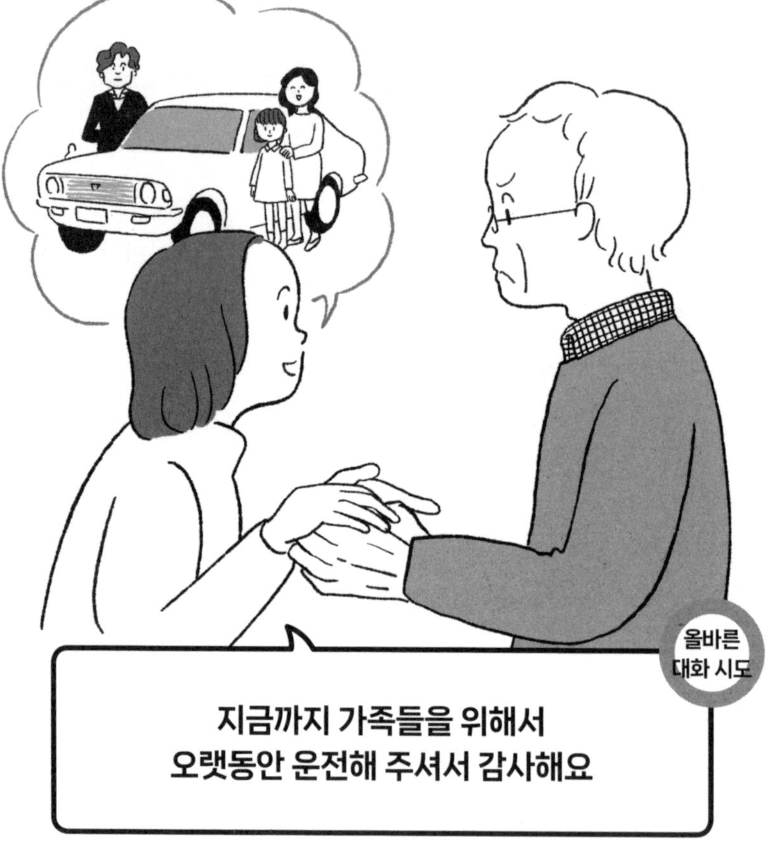

지금까지 가족들을 위해서
오랫동안 운전해 주셔서 감사해요

올바른 대화 시도

올바른 대화 시도	○ '장보기라면 제가 같이 가드릴 테니 안심하세요.'
	○ '차량 유지비가 이제는 필요없으니 맛있는 음식을 찾아 먹으러 가 볼까요?'

제2장 '인지 기능을 향상시키는 대화 방식'의 80가지 힌트

면허 반납의 상실감을 메워 주자
사고를 방지하기 위해서라도 이해시켜 반납하게 합시다

거부!

오랜 시간 운전해 온 사람이 면허를 반납하려면 큰 용기가 필요합니다. 좀처럼 결단을 내리기 힘든 사람도 많을 것입니다. 가족 입장에서는 위험하니까 운전하지 않기를 바라죠……. 이럴 때 어떻게 이야기하면 좋을까요?

우선은 솔직하게 '걱정되니까 운전하지 않았으면 좋겠다' 라는 의사를 전한 후에 '쇼핑은 저랑 같이 해요', '필요한 물건이 있으면 바로 보내 줄게요', '병원에는 제가 모셔다드릴게요' 등과 같이 대체안을 제시합니다. '할아버지가 걱정돼서 운전은 안 했으면 좋겠다' 라며 당신이 소중하다는 뉘앙스로 이야기할 것, 그리고 '지금까지 오랜 시간 운전해 줘서 고맙다' 라고 지금까지의 노고에 감사함을 전하는 것도 중요합니다.

운전 면허를 반납했을 때의 상실감은 상상 이상으로 큽니다. 그러니 가족들이 환자를 소중히 여기고 있음을 전해서 그 상실감을 메워 주면 좋습니다. 아무리 이야기해도 말이 통하지 않는다면 강경책이기는 하지만, '차 상태가 안 좋은 거 같아요. 수리 맡겨 볼게요' 라며 차를 숨기는 것도 한 가지 방법입니다.

NG '이제 나이가 들었으니까 면허는 반납해야 해요!'
→ 호통을 쳐도 이야기만 복잡해질 뿐입니다.

NG '누군가를 치면 어떻게 할 거예요!'
→ 운전에는 자신이 있다고 반론하며 끝나지 않는 싸움으로 이어질 수 있습니다.

잘못된 대화 시도

칼럼 02

【 치매가 진행되는 사람과 진행되지 않는 사람의 차이 】

전문의로 30년 가까이 치매 환자와 간병인을 접하면서 '치매가 진행되지 않는 사람'과 '진행시키지 않는 간병인'이 분명히 있고, 그들에게는 몇 가지 공통 사항이 있다는 사실을 깨달았습니다.

우선 진행시키지 않는 간병인은 가족 외의 사람들에게 치매 환자가 있다는 사실을 알립니다. 장보기나 산책에 데리고 나가 이웃들과 접할 기회도 많이 만드는 것이죠. 그 결과, 뇌에 좋은 자극을 주어 치매 진행을 늦출 수 있었습니다.

또, 지나치게 치매 환자를 도와주지 않는다는 공통점도 있었습니다. 언뜻 보이기 냉정해 보일 수 있지만, 할 수 있는 부분까지 간병인이 해 주다 보면 기능이 점차 저하됩니다. 이처럼 '만들어진 장애'가 나타나지 않도록 할 수 없는 부분만 주변에서 보조해 주는 자세가 중요합니다.

그리고 치매 환자도 간병인도 밝고 행복해 보인다는 것은 치매 진행이 잘 억제되고 있다는 뜻입니다. 치매 환자가 행복해 보이는 이유는 혼나서 우울해하거나 위축되어 있지 않기 때문입니다.

즉, 간병인이 소리를 지르거나 부정하지 않고 치매 증상을 너그럽게 받아들이고 있기 때문이죠.

숨기지 말기, 과도하게 도와주지 말기, 화내지 말고 너그럽게 받아들이기……

그것이 치매 환자와 그 가족을 계속 지켜봐 오며 제가 내린 결론입니다.

부록

> 혼자서 고민하지 마세요! 해결법은 반드시 있습니다

'간병이 100배는 쉬워지는' Q&A

Q **부정하지 말기, 화내지 않기, 너그럽게……
알고는 있지만, 분노가 치민다!**

A 간병인도 사람입니다. 치매 환자와 보내는 하루하루가 힘들어서 '어떻게 좀 해 줘!' 라며 한탄하고 싶어질 것입니다. 그래서 분노 대책 3가지를 소개해 드리고자 합니다.

● 첫째, '너무 열심히 하지 않는다'
간병은 길고 끝이 보이지 않는 마라톤과 같습니다. 심신의 여유가 부족하면 치명적일 수 있습니다. 그렇게 되지 않으려면 적당히 손을 뗄 줄도 알아야 합니다.
목욕하기 싫어해서 감당하기 힘들다면 그날은 목욕을 건너뛰어 봅시다. 만약 며칠씩 씻지 않으려는 날이 이어진다면 전문가에게 방문 목욕을 의뢰합니다. 자신이 말을 걸어도 대답도 하지 않는다면 다른 가족에게 대화를 시도하도록 요청해 봅시다. 장소를 바꿔서 대중목욕탕을 권유해 보는 것도 한 가지 방법입니다. 간병은 가족, 그리고 전문가와 함께 펼쳐야 하는 총력전입니다. 그러니 쉬엄쉬엄해 나가도 됩니다.

● 둘째, '상상해 본다'
치매 환자는 갑자기 예전에 있었던 일화를 끊임없이 이야기하려고 할 때가 있습니다.

그럴 때는 '아, 할아버지는 지금 시골 야산을 내달렸던 초등학교 시절에 머물러 있구나' 라고 상상해 봅시다. 상상력은 치매 환자의 세계 속에서 안내인이 되어 과도하게 휘둘리지 않고 정확히 간병할 수 있도록 인도해 줍니다. 간병인은 그 시절, 그 무대에 서서 초등학교 동급생이나 교사가 되어 상대 역할을 연기해 주십시오. '맞아요, 그때는 참 힘들었죠' 라며 마치 같이 보고 있는 듯이 말하는 등의 이러한 거짓말은 용서받을 수 있는 하얀 거짓말이니 죄의식을 느낄 필요는 없습니다.

● **셋째, '비교하지 않는다'**

육아와 마찬가지로 치매 환자의 증상 발현 형태나 위중한 정도는 개인마다 다릅니다. 남은 남이고 우리는 우리다. '우리'에게 행복한 간병이란 무엇일까? 치매 환자가 웃음 지으며 지내려면 무엇이 중요할까? 이렇게 생각해야만 합니다.

분노(스트레스)는 만병의 근원입니다. 치매 환자의 건강뿐만 아니라 간병인의 몸과 마음의 건강도 중요하죠. 이 3가지 마음가짐을 실행하면 '간병인이 자연스럽게 자신을 소중히 여기는 간병'을 할 수 있게 됩니다.

**Q 치매 초기라고 진단받았습니다.
앞으로 어떤 간병 생활이 될지 불안해요……**

A 일단 치매가 시작되면 진행을 '늦출' 수는 있지만, 안타깝게도 조금씩은 진행되어 갑니다.

진행 정도는 발병기, 초기, 중기, 말기의 4단계로 구분되며, 치매 환자에게는 신체 능력, 인지 능력의 저하뿐만 아니라 심적인 변화도 나타납니다. 그렇기 때문에 발병부터 말기까지 가족이나 친한 사람의 적극적인 자세가 매우 중요합니다.

사전에 증상의 변화나 단계별 치매 환자의 심정을 이해하고 간병인 측에서도 마음의 준비와 지원 체제를 충실히 파악해 두어야 합니다.

또, 정기적으로 봐 줄 전문의를 찾는 것은 물론이고, 이용할 수 있는 주간 보호 센터나 공적인 간병 지원 등을 미리 조사해 두면 안심할 수 있습니다. 우선은 지자체 지원 창구에 상담하는 것부터 시작해 봅시다.

> '간병이 100배는 쉬워지는' Q&A

발병기, 초기, 중기, 말기의 심적 변화와 간병 방법

발병기부터 초기, 중기, 말기까지 증상의 특징, 본인의 심적 변화, 그에 따른 보조 방법을 정리했습니다.

	전형적인 증상	치매 환자의 심정	지원 및 간병 방법
발병기	• 기억력, 집중력 저하. • 업무나 집안 일에서 실수가 두드러진다.	• 아무렇지 않게 할 수 있었던 일을 하지 못하게 되어 불안해진다. • 자신감을 상실하여 소극적으로 변한다.	• 자신감을 잃었다고 해서 아무 것도 안 하면 증상만 악화된다. 취미나 집안일 등 적극적으로 임할 수 있도록 보조해 준다.
초기	• 말이 잘 통하지 않게 된다. • 불안하고 울적해한다. • 최근 있었던 일을 기억하지 못하게 된다(단기 기억 장애). • 업무를 지속하지 못하는 경우가 많다.	• 불안한 마음이 절정에 달해 마음을 억제하지 못하고 감정 기복이 심해진다. • 하지 못하는 일이 늘어나고 있음을 자각한다.	• 이야기를 잘 들어주고, 상냥하게 손을 쥐여주는 등 안정감을 주는 행동을 취한다. • '외출보다 가족과 집에서 보내고 싶다'라는 등의 본인이 원하는 바를 존중해 주면 증상이 진정되기도 한다.
중기	• 망상, 배회 등 이상 행동이 두드러진다. • 대소변 실수 등 일상생활에서의 실수도 늘어나므로 자립 생활이 곤란해진다.	• 질병의 진행 및 실수한 일에 대한 불안함이 커진다. • 불안해하다가 패닉을 일으키기도 한다.	• 이상 행동이 왜 일어나는지를 부정적으로 생각하지 말고 원인을 제거하려고 노력할 수 있다면 가장 좋겠지만, 무리는 금물이다. • 간병인 스스로 기분 전환하는 시간도 확실히 확보하여 '여유'를 즐길 수 있도록 한다.
말기	• 기억장애가 진행되어 기억할 수 있는 부분이 극히 줄어든다. 계속 누워있는 환자도 있다. ※ 감정에 관한 기억은 남아 있다고 한다.	• 활기가 없어지면서 감정이 마비되어 불안함이나 분노가 잦아드는 것처럼 보이기도 한다. • 단 '불쾌'한 감각에는 민감하다.	• 가정 내 간병은 힘들어지므로 전문 시설로 입소가 필요한 경우도 많다. • 입소하더라도 가능한 한 빈번히 얼굴을 비추러 가서 안심시키는 것이 중요하다.

Q 끝이 보이지 않는 간병에 완전히 지쳐버렸어요……

A 저는 계속해서 강력히 호소하는 바가 있습니다. '혼자서 끌어안으려 하면 안 됩니다. 다른 가족이나 친척들에게 현 상황을 설명하고, 전문가에게 도움을 받아 총력전으로 간병 체제를 짜 나가야 합니다!' 라고 말이죠. 혼자서 100%의 간병을 목표로 삼지 말고, 가족이나 전문가의 손길을 빌려서 '모두 합쳐 100%'가 될 수 있도록 노력합시다.

'더는 무리야!' 라고 느끼는 날이 늘어났다고 죄책감을 가질 필요는 없습니다. 주저하지 말고 일단 간병 현장에서 멀어져 보십시오. 가족들에게 상담은 물론이고 지자체 창구나 고민을 공유할 수 있는 가족 모임도 활용해 봅시다.

가족들이 치매 환자에 대한 대화 방식이나 대하는 방식을 바꾸면 치매 환자의 증상이 눈에 띄게 바뀌는 사례를 지금까지 여러 차례 목격해 왔습니다. '가족의 사랑은 의학 상식을 뛰어넘기'도 합니다. 하지만 그것도 간병인이 있는 가족이 건강해야 가능한 일입니다. 간병인의 피로가 한계에 도달해서 쓰러지면 그야말로 다 같이 무너져 내리고 맙니다. 간병인의 건강을 지키면서 간병을 이어 나갈 수 있는 길을 찾아봅시다.

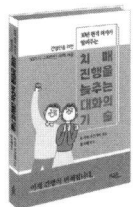

치매 진행을 늦추는 대화의 기술 (30년 현직 의사가 알려주는)
요시다 가츠아키 지음 | 224쪽 | 17,000원

사람은 누구든 마지막 순간까지 사람으로서 존엄을 유지하고 인생을 구가할 권리가 있습니다. 이 책의 대화 방식을 실천해 보면 치매 환자의 난처한 행동이 줄면서 간병이 편해져 간병하는 분도 웃음이 늘어날 것입니다. 30년간 치매 환자와 그 가족을 상대로 끊임없이 쌓아온 경험을 바탕으로 일본 최고의 치매 전문의가 대화의 기술을 알려 드립니다.

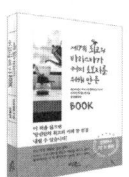

세계 최고의 바리스타가 커피 초보자를 위해 만든 BOOK
이자키 히데노리 지음 | 168쪽 | 17,000원

제15대 월드 바리스타 챔피언십 우승자인 저자가 자신만의 제대로 된 커피를 직접 만들고 싶은 입문자들을 위해 삽화 등을 이용하여 최대한 쉽게 커피의 모든 것을 설명해줍니다. 한 잔의 커피를 통해 마음에 휴식을 가져다줄 수 있는 체험을 이 책을 통해 누려 보십시오!

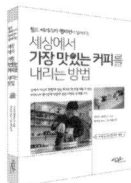

세상에서 가장 맛있는 커피를 내리는 방법 (월드 바리스타 챔피언이 알려주는)
이자키 히데노리 지음 | 236쪽 | 16,000원

이 책에서 말하는 '세상에서 가장 맛있는 커피'란 자신이 가장 맛있다고 느끼는 취향에 맞는 최고의 커피를 의미합니다. 커피의 복잡하고 깊이 있는 맛을 이해하기 쉽게 풀이하여 자신의 취향에 맞게 커피를 내리는 비법을 소개하고 있습니다.

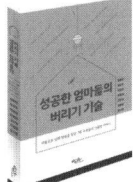

성공한 엄마들의 버리기 기술 (비움으로 인해 행복을 찾은 7명 주부들의 진솔한 이야기)
임희빈 외 6인 지음 | 276쪽 | 17,000원

슬미프(슬로우 미니멀라이프) 모임으로 만나 서로 힘을 합쳐 비우기를 실천하면서 행복을 찾은 7명 주부들이 집안 정리에 대해 몸소 터득한 경험들과 진솔한 이야기를 담았습니다. 이 책을 읽는 모든 독자 분들도 집 정리, 마음 정리와 함께 행복하고 성공하는 삶이 되길 바랍니다.

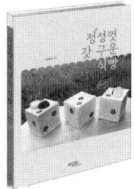

정성껏 갓 구운 식빵
김채영 지음 | 260쪽 | 23,000원

식빵 전문점, 베이커리, 베이킹 클래스 등을 운영하려는 창업자나 홈 카페를 꿈꾸는 일반인들을 위한 다양한 기법을 제공합니다.

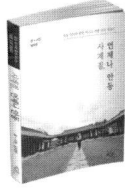

사계절, 언제나 안동 (로컬 작가와 함께 떠나는 여행 포토 에세이)
남시언 지음 | 220쪽 | 17,800원

안동에서 태어나고 자란 저자가 아름다운 도시 안동의 숨은 매력을 소개한 책으로, 전통문화 체험, 곳곳에 숨겨진 전설과 설화를 따라 돌아보는 역사 스토리텔링, 맛집 식도락 여행 등 다채로운 스타일의 여행과 풍성한 추억을 만들 수 있습니다.

요시다 가츠아키(吉田勝明)

1956년 후쿠오카현 출생. 의학 박사. 일본 노년정신의학회 전문의, 정신과 전문의.
일본 음악요법학회 인정 음악요법사. 가나자와의과대학 의학부, 도쿄의과대학 대학원 졸업.
요코하마 아이하라 병원을 개설하여 원장을 맡은 후, 2021년에 요코하마 쓰루미재활병원장에
취임. 30년간, 치매 환자와 그 가족들과 마주해오며 각 가족에 맞는 최적의 치료법을 모색해
나가고 있다. 『치매혁명(치료 예방) 일본 최고의 치매 전문의가 알려주는 치료법』(북스타),
『치매 진행을 늦추는 대화의 기술』(아티오) 등의 다수의 저서를 집필.

MIRUDAKEDE WAKARU NINCHISHOU GA SUSUMANAI HANASHIKATA
© KATSUAKI YOSHIDA 2022
Originally published in Japan in 2022 by SEISHUN PUBLISHING CO., LTD.,TOKYO
Korean Characters translation rights arranged with SEISHUN PUBLISHING CO..
LTD.,TOKYO,
through TOHAN CORPORATION, TOKYO and Shinwon Agency Co., SEOUL.

Illustration by Sakiko Sasaki

그림으로 쉽게 설명한
치매가 진행되지 않는 대화법

2024년 2월 10일 초판 인쇄
2024년 2월 20일 초판 발행

| 펴낸이 | 김정철
| 펴낸곳 | 아티오
| 지은이 | 요시다 가츠아키
| 번 역 | 전지혜
| 마케팅 | 강원경
| 편 집 | 이효정
| 전 화 | 031-983-4092~3
| 팩 스 | 031-696-5780
| 등 록 | 2013년 2월 22일
| 정 가 | 18,000원
| 주 소 | 경기도 고양시 일산동구 호수로 336 (브라운스톤, 백석동)
| 홈페이지 | http://www.atio.co.kr

* 아티오는 Art Studio의 줄임말로 혼을 깃들인 예술적인 감각으로 도서를 만들어 독자에게 최상의 지식을
  전달해 드리고자 하는 마음을 담고 있습니다.

* 잘못된 책은 구입처에서 교환하여 드립니다.
* 이 책의 저작권은 저자에게, 출판권은 아티오에 있으므로 허락없이 복사하거나 다른 매체에 옮겨 실을 수 없
  습니다.